AF470026

Imprimerie de PELTIER, à Saint-Calais, (Sarthe).

DERNIER
EXAMEN DE CONSCIENCE
D'UN MÉDECIN

PAR

Auguste SAVARDAN,

DOCTEUR EN MÉDECINE ,

Membre de la Société de Médecine du Mans;

SUIVI

D'UN MÉMOIRE

Sur le traitement des maladies de la peau
par le sulfure de chaux en frictions
dans la paume des mains.

Économie de ressorts.

PARIS

A LA LIBRAIRIE SOCIÉTAIRE

Quai Voltaire , 25 et rue de Beaune , 2.

1849

DERNIER (1)

EXAMEN DE CONSCIENCE

D'UN MÉDECIN.

PRÉFACE.

---

*A Messieurs les membres de la société
de médecine du Mans.*

Confiteor.

TRÈS-HONORÉS CONFRÈRES,

Il y a trente neuf ans que j'ai l'honneur d'appartenir au corps médical. Quelque faible que soit la part d'intelligence et de zèle fournie par moi dans cette longue carrière, vous m'accorderez du moins de l'indulgence, j'en suis sûr, pour le désir que j'éprouve de la clore par l'honneur d'être admis dans votre compagnie, —dans votre compagnie, qui, en provocant la réunion de toutes les associations médicales d'arrondissement en une association départementale et en faisant

---

(1) Au point de vue de la pratique médicale ; bien entendu.

de celle-ci une section du congrès médical, a compris, une des premières, que l'Association ne devait pas être une œuvre de morcellement et de concurrence anarchique, mais une œuvre d'u- nité et d'harmonie.

Si j'avais sollicité cet honneur au commence- ment de ma carrière médicale, il m'eût suffi, pour vous donner le témoignage obligé de mon aptitude, de traiter un sujet quelconque pris dans la science immense qui fait l'objet de nos méditations.

Aujourd'hui que l'avenir est clos pour moi, — aujourd'hui, messieurs, je vous dois d'avantage :

Je vous dois, pour que votre religion ne soit pas surprise et pour que vous puissiez me refuser ou m'admettre avec connaissance de cause, je vous dois l'exposé de mes opinions de médecin, de ma pratique, de ma vie médicale.

Mais n'allez pas, je vous en supplie, concevoir d'avance une impression défavorable de la forme biographique donnée à ce travail : ma vie a tou- jours été trop obscure et je ne manque point assez de jugement pour que je puisse tomber dans le ridicule de la vanité ; mais les opinions mar- chent avec le temps et ce n'est qu'en me rappelant les époques, que j'ai pu mettre, dans mes idées, un ordre sans lequel elles n'eussent pas été dignes de vous être soumises.

I.

TRIBULATIONS

DE L'ÉTUDIANT EN MÉDECINE ET DU JEUNE MÉDECIN.

> La vie est courte, l'art est long, l'occasion fugitive, l'expérience trompeuse, le jugement difficile.
> (*Hippocrate*).
> L'impossibilité de tout entendre et de tout lire lui fait sentir vivement le besoin de rencontrer un homme ou un livre qui l'éclaire et le guide.
> (*Vaidy. Plan d'études médicales*).
> .... Estimable.... un médecin.... qui exerce son art en s'en défiant.
> (*Voltaire*).

Après quatre années d'études à l'hôpital de la Flèche, je fus, en 1813, et à l'âge de vingt ans par une circonstance exceptionnelle, reçu officier de santé par le Jury médical réuni au Mans sous la présidence de M. le Professeur Duméril.

Après cette épreuve, dans laquelle, seul parmi tous les autres récipiendaires, j'eus l'honneur insigne d'être formellement loué pour avoir, par écrit, répondu en français et sans fautes d'ortographe, ma famille voulait que je me consacrasse immédiatement à l'exercice de la médecine. Je refusai.

Pressé de sollicitations et mis en demeure de motiver mon refus, je déclarai, avec une rougeur que vous comprendrez, qu'auprès d'un malade, je ne voyais rien qui m'indiquât clairement la nature de la maladie et qui me permit de prescrire consciencieusement un remède ;

Qu'en conséquence, si la médecine n'était que ce que je savais, je ne l'exercerais jamais ; mais que, si elle était autre chose, je voulais essayer de l'apprendre et que j'irais étudier à Paris, aussitôt que ma majorité m'en donnerait la liberté.

A vingt et un ans, à la fin de 1814, je partis donc seul et j'arrivai à Paris n'y connaissant personne qui pût me servir de guide et sans aucune recommandation.

Je me hâtai de suivre des cours ; mais, dépourvu de direction et de méthode, comme tant d'autres je ne recueillis que bien peu de fruits de mon travail.

On était alors, comme vous l'avez plus tard entendu dire à Broussais, on était en pleine ontologie ; et ce n'était pas chose facile, convenez-en, que de voir bien clair au milieu de cette énorme légion de fièvres, où sans tenir compte, pour ainsi dire, du siège du mal, chaque symptôme était une maladie particulière et avait son traitement spécial.

Mon frère, qui promettait déjà à l'enseigne-

ment médical un représentant remarquable , était
mort , peu de temps auparavant , d'une de ces
entités si tristement fameuses , de la fièvre *ataxo-
adynamique*. Il était mort dévoré de soif, de-
mandant de l'eau à grands cris et brisant entre
ses dents les verres dans lesquels ses amis les
Béclar , et le professeur Dubois, lui présentaient
imperturbablement de la poudre de quinquina
délayée dans du vin d'Espagne.

N'étais-je donc pas excusable de ne pas entrevoir encore cette lumière sans laquelle l'exercice
de la médecine me paraissait ou une impossibilité
ou un crime ?

Les évènements politiques de 1815 , après m'a-
voir , pendant quelques semaines , malheureusement détourné de mes études , faillirent à me les
faire abandonner entièrement ; mais j'y fus ramené par l'amour de la science et aussi par l'a-
mour de cette indépendance de volonté et de cette
liberté d'action que peuvent seules donner des
professions comme la nôtre.

Ces mêmes événements avaient ramené aussi à
Paris , mais par un glorieux chemin , un digne
enfant de la Sarthe , Vaidy , qui , seul , vous le
savez , (1) de la boutique de menuisier de son

---

(1) Voir, dans le bulletin de la société d'agriculture, sciences
et arts de la Sarthe , année 1840 , notice biographique de
Vaidy, par Savardan.

père , avait su s'élever aux plus hauts emplois de la médecine militaire et prendre rang parmi les savants.

Ma bonne étoile me le fit rencontrer. Il mettait alors en ordre les matériaux du précieux travail qu'il a laissé sur l'hygiène militaire et il terminait son *Plan d'études médicales* , livre dicté par une haute philantropie , par le désir d'épargner à d'autres les embarras , les incertitudes, les énormes pertes de temps, les découragements et les dégoûts auxquels étaient alors exposés ceux qui entraient tout seuls dans l'immense carrière des études médicales.

Vaidy m'introduisit à l'hôpital militaire d'instruction du Val-de-Grâce , où il professait la clinique interne et l'hygiène. Broussais et lui venaient d'entreprendre de refaire toutes leurs études d'anatomie et surtout de compléter les études d'anatomie pathologique qui avaient servi de base à l'immortel traité des phlegmasies.

J'eus le bonheur d'être admis à partager ces précieux travaux et, en suivant chaque jour la clinique de ces deux professeurs , je commençai à voir quelque clarté enfin dans le diagnostic des maladies , à reconnaître les rapports des divers symptômes avec les organes affectés , à juger la nature de ces affections et à comprendre les effets des diverses médications qui pouvaient leur être opposées.

Broussais, comme en a bien le droit un homme
de génie, était tranchant, entier, exclusif dans
la défense de sa doctrine. Il l'eût été moins, si son
tempéramment bilieux et sa tête bretonne ne s'é-
taient pas irrités chaque jour des injustes criti-
ques et du ridicule par lesquels (*sort de toutes les
créations du génie*), on essayait de combattre sa
doctrine.

Entraîné ainsi malgré lui hors des conditions de
calme et de réflexion si nécessaires à la direction
du traitement des maladies, il exagéra peut-être
quelquefois dans la pratique les conséquences de
ses idées. Uniquement préoccupé de l'afflux du
sang vers les organes irrités, et convaincu que cet
afflux a lieu tant que l'irritation persiste, il ne
vit, trop longtemps peut-être, de remède à cette
cause et à cet effet, que dans les émissions san-
guines pratiquées le plus près possible du point
affecté et sa préoccupation lui fit souvent oublier
la puissance et la nécessité de la révulsion.

Si je n'avais eu alors que Broussais pour guide,
malgré la clarté de ses démonstrations et l'évidence des effets en beaucoup de circonstances,
j'aurais pu retomber dans mes incertitudes, à la
vue, ou de décès encore trop nombreux, ou d'in-
terminables convalescences à la suite d'énormes
applications de sangsues et de diètes prolongées
malgré les cris des estomacs affamés.

Vaidy, dont l'individualité n'était pas en cause au milieu de ce grand conflit, avait su, quoique éminemment bilieux aussi, se garantir de tout excès d'enthousiasme, et sa pratique, mélange judicieux de moyens déplétifs et révulsifs, avait fait de lui un médecin moins célèbre quoique plus savant, mais bien plus guérisseur.

Du reste, lui aussi avait une idée fixe qui ne laissait pas de jeter encore une sorte d'obscurité au milieu des résultats de sa pratique ; il avait entrepris de refaire la matière médicale, la pharmacologie ; mais de la refaire sur des bases certaines, en étudiant chaque substance et en constatant ses effets dans toutes les circonstances possibles, d'abord isolément, puis associée à d'autres, deux par deux, trois par trois, etc.

Vaidy ne se dissimulait pas l'immensité et les difficultés de cette entreprise. Il savait que la vie d'un seul homme était loin d'y pouvoir suffire. Il répétait souvent qu'une vaste association pourrait seule l'accomplir et pourtant il y travailla sans relâche, et avec un courage, une prudence et un tact admirables, jusqu'à la fin de sa vie. Les matériaux qu'il a laissés sur cette branche essentielle de la médecine étaient considérables autant que précieux. Puissent-ils n'être pas perdus pour la science ?

Permettez, messieurs, que j'arrête ici un ins-

tant de plus votre attention sur ce besoin d'association si vivement senti par tant d'hommes émi-
nents auxquels il a fallu, vous le comprenez,
une grande part de courage, de dévouement et
de résignation pour persister dans des voies dont
le but n'avait pas tardé, à eux travailleurs isolés,
à leur paraître au delà de la mesure de leurs forces et du terme de leur existence.

Permettez-moi ausssi, je vous prie, de dire
que c'est parmi vous, hommes de science et de
progrès, que doit être accueillie et sérieusement
étudiée cette science de l'association, création et
gloire de notre siècle, dont les applications n'auront pas moins de puissance pour l'organisation et
l'avancement des travaux scientifiques que pour
ceux de l'industrie.

Le genre d'études de VAIDY au lit des malades
était donc évidemment d'une trop haute portée
pour de jeunes étudiants, auxquels il faut graver
avant tout dans la mémoire les faits acquis, les
certitudes de la science. Aussi, frappé des irré-
solutions que ses expérimentations renouvelaient
dans mon esprit, et persuadé que sa clinique ne
pouvait être profitable qu'à des hommes mûris
par l'expérience, fut-il le premier à me proposer
et à m'ouvrir une direction nouvelle pour mes
travaux.

Sous son patronage et avec l'appui du savant

docteur FOURNIER , secrétaire du conseil de santé des armées, je fus admis comme s. aide dans les hôpitaux militaires.

Là je trouvai aussi des expérimentateurs ; là je rencontrai des hommes qui , oubliant tout ce qu'il faut de prudence et de consciencieuse sagacité quand les expérimentations ont la vie pour enjeu , répétaient, avec une légèreté effrayante , des études sur les poisons et produisaient des catastrophes analogues à celle , qui , un jour , à Bicêtre , avec quelques gouttes d'acide hydrocyanique et en quelques minutes , fit passer de vie à trépas , le quart d'une salle d'épileptiques.

Ces faits , vous le concevez , messieurs , n'étaient pas encore de nature à faire cesser mes incertitudes et à me donner cette lucidité à défaut de laquelle je m'étais refusé , dès l'origine , à entrer dans la carrière du médecin praticien.

Après deux années passées à l'hôpital militaire de Nancy , je fus envoyé à l'hôpital militaire d'instruction de Lille. Là professait le docteur Chamberet , aujourd'hui inspecteur général du service de santé des armées.

. En lui se résumaient , pour ainsi dire , mes deux premiers professeurs. Plein de foi dans la doctrine physiologique et aussi dans la nécessité de réétudier et de refaire, sur de nouvelles bases, l'histoire des médicaments , il posait en principe

que cette étude ne devait être confiée qu'à des
hommes spéciaux , dont la prudence , la sagacité,
la rectitude de jugement , non moins que leur
savoir , auraient subi toutes les épreuves nécessaires ; et que les praticiens ordinaires ne de-
vraient employer d'autres médicaments que ceux
pour lesquels l'expérience aurait tracé des règles
assez certaines pour que les annales de la pratique
médicale ne fussent pas, comme elles le sont trop
souvent , tachées de déplorables erreurs.

Placé dans la première de ces catégories par
ses écrits, par son enseignement et par le suffrage
de tous les médecins qui le connaissent , le professeur CHAMBERET s'est presque toujours, avec
une modestie exagérée, renfermé dans la seconde;
aussi la confiance publique l'a-t-elle classé parmi
les médecins dont la pratique est heureuse; parmi
les médecins guérisseurs , parmi les médecins
dont les succès constants sont dus à la simplicité,
à la sobriété des moyens et non pas à quelques
faits éblouissants et exceptionnels.

II.

PRATIQUE MÉDICALE.

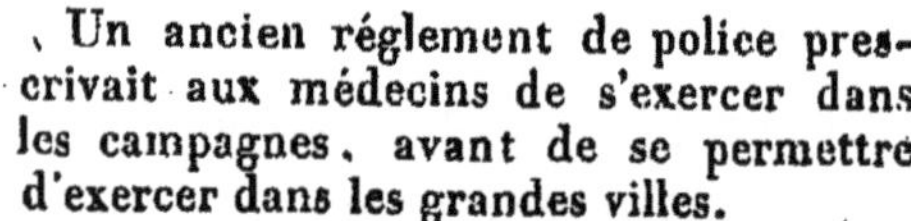

> Un ancien réglement de police pres-
> crivait aux médecins de s'exercer dans
> les campagnes, avant de se permettre
> d'exercer dans les grandes villes.
>
> (*Vicq d'Azir.*)
>
> ÉGALITÉ ! FRATERNITÉ ! ! !
>
> (*Evangile.*)

L'esprit bien pénétré de ce précieux complé-
ment d'études, je revins, à la fin de 1818, à
Paris, où, tout en continuant, pendant quelques
années, mes fonctions de chirurgien militaire au
Val-de-Grâce et à l'hôpital de la Garde, j'osai
enfin, après avoir pris mon grade de docteur,
aborder la pratique médicale.

III.

COMPTABILITÉ MÉDICALE.

> Toute personne qui a géré le bien d'autrui doit pouvoir en rendre compte.
>
> (DIDEROT.)

Je contractai , dès l'origine, l'habitude de conserver des notes sur tous les objets de ma pratique et je possède encore un état des malades qui ont reçu mes soins à partir de cette époque jusque vers la moitié de 1831 , c'est-à-dire, pendant une période d'environ douze ans.

Cet état est divisé en quatorze colonnes indiquant le n° d'ordre ; le commencement du traitement ; le nom du malade; son âge ; sa profession; sa demeure; son tempérament ; la nature de sa maladie ; la nature , la fin et la durée du traitement; enfin quatre dernières colonnes sont destinées , sans compter celle des circonstances particulières , la première , aux malades guéris ; la seconde, à ceux qui ont discontinué le traitement ou abandonné le médecin ; la troisième, aux incurables et la dernière aux décès.

Dans cet état, résumé sommaire de notes détaillées , chaque maladie n'occupe qu'une seule ligne.

C'est une espèce de *memorandum* que je n'ai pas la prétention d'offrir comme modèle , mais qui était destiné à m'avertir des résultats d'une pratique que j'étais bien décidé à abandonner . si le nombre des insuccès avait été assez considérable pour qu'on pût la regarder comme malheureuse.

Sans y comprendre une liste particulière et des observations concernant plus de six-cents dartreux , douze cent vingt cinq malades y sont inscrits , savoir : *cinquante trois* à la colonne de ceux qui ont abandonné le médecin avant la terminaison de la maladie, (dans ce nombre , à peu près la moitié appartient aux malades en traitement à l'époque à laquelle je quittai Paris) ;

huit à celle des incurables ;

onze cent vingt un à celle des guérisons ;

et *quarante trois* à celle des décès;

C'est-à-dire environ trois et demi pour cent.

Comme , dans le nombre des derniers se trouvent des vieillards, des apoplectiques et quelques-uns de ces malades pour lesquels il nous arrive à tous d'être appelés , *in extremis ,* quand le zèle et la science de nos confrères , les ressources de la nature et la confiance du patient sont à bout, ce résultat répondait à peu près à ce que , au commencement de ma carrière, je m'étais promis d'exiger de ma pratique médicale; aussi je me livrais avec bonheur à l'exercice de notre belle

profession , quand en 1831 , des affaires d'intérêt, ces misères , ces tribulations de l'homme
d'étude , vinrent m'obliger à sacrifier la position
que je m'étais faite à Paris.

Après quatre années passées en Artois, je rap-
portai mes pénates près du foyer paternel et je
vins chercher le repos au milieu des champs.

Quoique livré désormais aux travaux de l'a-
griculture, je repris aussi le harnais médical ,
mais je fixai rigoureusement ma pratique dans le
cercle étroit de ma commune ; et , quelqu'étroit
que soit ce cercle , il s'y trouve encore matière à
des observations , qui ne sont pas indignes , je le
crois, de fixer uu instant votre attention.

Du reste , messieurs , ce n'est point de cas
rares , dont je désire vous entretenir. Il s'en
trouve partout , même dans ma commune , et
d'ailleurs les journaux de médecine en sont pleins;
mais comme ce n'est pas là toute la science et
qu'il faut une grande sagacité pour ne pas faire
fausse route dans la voie des faits exceptionnels ,
je ne veux vous parler que des faits ordinaires ,
des maladies les plus communes et du traitement
que je leur applique.

IV.
BASE DE TRAITEMENT :
VENTOUSES.

La ventouse peut évacuer la matière qui est dans la tête, — faire cesser la douleur, — diminuer l'inflammation, — résoudre les tumeurs, — rappeler l'appétit, — fortifier l'estomac délabré, — arrêter l'affaiblissement de l'esprit, — amener à la superficie les humeurs qui sont à l'intérieur, — guérir les fluxions, — arrêter les hémorragies, — provoquer les écoulements de sang nécessaires, — entraîner les causes de la putréfaction, — appaiser les frissons, — faire cesser les accès, — détruire l'assoupissement, — provoquer le sommeil, etc.

(Hérodius ou Hérodicus, médecin antérieur à Hyppocrate).

Livre VII. Ch. xvij des collections médicales d'Oribase. (1)

Je dois vous avouer d'abord , (dût en souffrir la bonne opinion que je voudrais vous donner de mon jugement), que j'ai adopté comme une sorte de routine , un remède , — les ventouses, — que j'applique presque à tout et que j'ai la prétention de considérer comme efficaces, presque à l'égal

---

(1) Au moment de mettre sous presse, la recherche d'une épigraphe me met pour la première fois sous les yeux ce remarquable passage écrit depuis 2,500 ans. Que d'incertitudes , d'hésitation, de craintes et de demi-mesures il m'eût épargnées, si je l'avais rencontré trente ans plus tôt, et quelle influence, plus heureuse encore, n'eût-il pas exercée sur les résultats de ma pratique ?

d'un spécifique, dans la plupart des maladies;
mais je dois aussi me hâter de vous dire que je
n'attribue à ce remède d'autres vertus que celles
d'attirer le sang à la peau, de l'y fixer plus ou
ou moins longtemps et quelquefois d'en tirer une
quantité plus ou moins grande.

Ces vertus sont aussi celles des sangsues; mais
avec ces différences capitales, que la quantité de
sang obtenu par elles échappe absolument à une
appréciation exacte; qu'elles ne fixent point le
sang à la peau d'une manière aussi étendue et
aussi puissante et qu'enfin, par leur prix, elles
sont réellement devenues un remède de luxe auquel
il faut bien renoncer dans la pratique rurale.

Ainsi, Messieurs, trente années d'observations
pratiques m'ont appris que le traitement de toutes
les maladies des organes internes, aigües ou chroniques et de toutes les maladies du système nerveux, est puissamment aidé par des applications
fréquentes de ventouses sèches ou scarrifiées.

Ce moyen suffit seul, et promptement, dans
la plupart des cas, pour le traitement de toutes
les névralgies, qui, sans lui, sont longtemps et
quelquefois toujours rébelles. Jamais aucune
d'elles ne l'a été entre mes mains, quand je leur
ai opposé les ventouses associées aux douches de
vapeur.

Les ventouses, jointes à la diète, aux cataplasmes mucilagineux et quelquefois aux bains généraux , arrêtent généralement dans leur marche toutes les maladies des organes de la digestion , soit qu'on les nomme , comme autrefois , fièvres inflammatoires , muqueuses , bilieuses , malignes , etc ; soit qu'on les nomme , comme Pinel , adynamiques ou ataxiques ; ou gastro-entérites comme Broussais ; ou dotynenrétiques , ou typhoïdes , etc , comme aujourd'huy ; ou tout autrement ; soit , enfin , que , dans ces maladies , tels ou tels tissus , tels ou tels appareils glanduleux , ou ganglionaires , soient plus particulièrement affectés.

Associées aux lavements de charbon et d'opium, elles ont eu , en 1832 , à Arras , les plus heureux succès contre le choléra. .

En 1846 , à la Chapelle-Gaugain , dans une épidémie de dyssenterie , sur seize personnes atteintes , huit , traitées , sans ventouses , sont mortes et huit , auxquelles , pour toute médication , une dixaine de ventouses furent appliquées par jour , sont, toutes huit , bien portantes.

Les mêmes résultats sont obtenus dans les affections des organes de la respiration ;

De même dans celles de l'utérus ;

De même enfin dans celles du cerveau.

Pour ce dernier organe. C'est sur la tête même, exactement rasée , que les ventouses sont appli-

quées avec un étonnant succès ; succès formellement constaté, du reste, dès les temps d'Hyppocrate, par Cœlius-Aurélianus.

Pour les maladies des yeux, du nez, de la
bouche et des oreilles, c'est aux tempes, sur les
régions maxillaire et mastoïdienne et à la nuque,
et avec de ces tubes nommés éprouvettes dans les
laboratoires de chimie, que leur application produit de très-heureux effets que nul autre moyen
ne procure aussi promptement, ni aussi constamment.

Pour toutes les autres maladies dont je viens
de parler, c'est tout le long de la colonne vertébrale, là où d'épais tissus sont appuyés sur de
solides surfaces osseuses, que l'application des
ventouses est facile à faire, facile à supporter et
le plus efficace.

Partout où les tissus n'ont pas cet appui fixe,
sur toute la partie antérieure du tronc par exemple, (la région sternale exceptée), partout là les
ventouses prennent plus difficilement, sont plus
douloureuses, saignent moins et ecchimosent
beaucoup moins la partie sur laquelle elles sont
appliquées.

Un avantage précieux de l'emploi des ventouses,
de préférence à toute autre saignée, c'est que ce
moyen, plus révulsif encore que déplétif et ne
s'attaquant d'ailleurs qu'à la circulation plus

lente du système capillaire superficiel, ne produit jamais de ces faiblesses extrêmes qui rendent les convalescences si longues et si difficiles.

Quand l'équilibre a été rétabli par ce moyen , on est tout surpris de voir en quelques jours les organes reprendre la plénitude de leurs fonctions et les traces de la maladie disparaître avec une rapidité , qui , pour des yeux mal exercés , conduit facilement à nier la gravité des symptômes qui viennent de disparaître.

Mais cette gravité et les effets du remède ne peuvent plus être mis en doute , quand il s'agit, ou de certaines maladies aigües , comme celles des yeux , ou de maladies chroniques.

Aussi son efficacité a-t-elle été , maintes fois, démontrée dans [les altérations profondes et anciennes des principales fonctions qui concourent à la manifestation et à l'entretien de la vie.

Ainsi les ventouses , *appliquées avec persévérance aux tempes , derrière les oreilles et à la nuque ,* [guérissent un grand nombre de maladies des yeux, et de celles qui ont résisté aux sangsues, aux vésicatoires , aux sétons, à tous les topiques et à la patience des médecins.

Appliquées avec persévérance entre les épaules , elles guérissent les inflammations des organes de la respiration et on leur doit , dans des cas de phthisie fort avancée , des guérisons dont on avait perdu l'espoir.

Elles guérissent aussi ou soulagent notablement les malades atteints de maladies du cœur.

Elles guérissent de même et très rapidement les engorgements des glandes mammaires.

Appliquées avec persévérance dans le dos et sur les flancs, elles guérissent les maladies chroniques des organes de la digestion , — les douleurs nerveuses de l'estomac, — la migraine , les vomissements , — les engorgements du foie , de la rate , des ganglions mésentériques , la jaunisse , et cela, souvent, dans des cas où la gravité et l'ancienneté du mal indiquent l'insuffisance de tous les autres moyens et font désespérer de la guérison.

Appliquées avec persévérance sur les reins, elles calment immédiatement les douleurs quelquefois si cruelles causées par les hémorrhoïdes et font disparaître peu à peu , non moins sûrement , cette malheureuse infirmité.

Elles sont de même le calmant ou le moyen de guérison le plus puissant de toutes les douleurs , de toutes les inflammations de l'utérus , des reins et de la vessie.

Enfin , *appliquées avec persévérance tout le long et sur les côtés de la colonne vertébrale,* elles guérissent ou soulagent notablement de graves affections nerveuses telles que la danse de Saint-Guy et quoique je n'aye jamais eu l'occasion de les employer contre le tétanos , je suis intimement persuadé qu'elles en seraient le plus sûr remède.

Je pourrais , à chacune des maladies au sujet desquelles j'affirme ainsi l'efficacité des ventouses, faire l'histoire des observations sur lesquelles ma conviction s'est fondée ; mais cela ferait un gros livre qui ne prouverait rien de plus que mes affirmations et pour lequel le lecteur aurait peut-être beaucoup moins de patience.

V.

MOYENS ACCESSOIRES

> Apparent rari nantes in gurgite vasto.
> (Virgile).
>
> Cinq ou six, tout au plus , dans le gouffre des pharmacies.
> (Traduction libre.)

La médecine, telle que je la pratique , emploie aussi , mais seulement dans les cas urgents , dans les cas d'inflammations aiguës, très-intenses , au début desquelles le médecin n'a point été appelé , les saignées générales et des vésicatoires.

Partout où il y a douleur elle emploie les cataplasmes mucilagineux.

Elle prescrit souvent les bains tièdes , ordinairement le repos , puis la diète , quand le malade n'a pas faim et toujours la sobriété , aussi bien en santé qu'en maladie.

Elle emploie les préparations ferrugineuses et surtout le lactate de fer dans les cas de chlorose , mais sans négliger les ventouses dont l'emploi aide merveilleusement bien l'effet du médicament.

Elle emploie , dans les fièvres intermittentes , le sulfate de Kinine ; mais jamais à plus d'un décigramme à la fois et en mettant une à deux heures d'intervalle entre chaque prise. Elle ne l'emploie jamais à plus de cinq décigrammes dans l'intervalle de deux accès, et, administré ainsi, il fait disparaître la fièvre, quel que soit son type, presque toujours dès le second accès et toujours dès le troisième; et les récidives sont rares, quand l'usage en est ainsi continué, par doses décroissantes, et pendant les heures qui précèdent l'accès, jusqu'à ce que le malade ait consommé quinze à vingt décigrammes au plus.

Jamais, ainsi administré, il ne laisse aucune trace d'irritation dans l'estomac, traces beaucoup trop visibles et beaucoup trop fréquentes quand on l'administre à plus haute dose.

Du reste, il faut dire ici que les ventouses, appliquées dans le dos, particulièrement sur la région correspondante à la rate, et appliquées quelques instants avant le retour des accès, guérissent les fièvres intermittentes au moins aussi sûrement que le sulfate de Kinine, ressource précieuse, car la drogue coûte cher et son administration n'est pas, dans tous les cas, aussi facile et aussi innocente que l'application de quelques ventouses.

Elle emploie aussi sans autre précédent en médecine, excepté pour le traitement de la gale, le sulfure de chaux, en frictions dans la paume

des mains et avec un succès presque constant,
dans le traitement de la plupart des maladies
chroniques de la peau. (1)

Enfin elle n'emploie jamais de purgatifs et, à
l'exception du sulfate de Kinine, de l'opium quelquefois, mais rarement, très-rarement, car je
ne connais pas de sédatif meilleur, de calmant
plus prompt, plus innocent, plus certain et plus
constant dans ses effets que six à huit ventouses
appliquées le long de la colonne vertébrale, de la
nuque au sacrum; — à l'exception enfin des préparations de fer, de l'iode, du bi-carbonate de
soude et du seigle ergoté, médicaments dont l'estomac est l'intermédiaire, toujours cet organe est
considéré comme trop sérieusement occupé du
soin de digérer des aliments, deux, trois ou quatre
fois par jour, pour qu'il soit bien prudent de le
surcharger encore du soin de digérer des médicaments, dont l'action sur ses tissus est aussi incer-
taine et s'est tant de fois montrée funeste.

Je tiens à constater qu'en cela, ma pratique est
d'accord avec MONTAIGNE dont les avis ne sont à
dédaigner en aucunes choses et qui répondait à
ceux qui le pressaient de prendre médecine :

« *Qu'ils attendent au moins que je sois rendu à*
« *mes forces et à ma santé, pour avoir plus de*

____

(1) Voir à la fin la reproduction d'un mémoire publié en janvier 1836 dans le journal des connaissances médico-chirurgicales.

« *moyen de soustenir l'effort et le hazard de leur*
« *breuvage.* »

Il ajoutait encore :

» *Faites ordonner une purgation à vostre cer-*
« *velle, elle y sera mieux employée qu'à vostre es-*
tomach. »

Cette pratique a d'ailleurs pour premier avantage l'économie de temps et d'argent, avantages
précieux dans les campagnes , et, si son but principal, la guérison, est atteint d'une manière satisfaisante , elle a le droit de retrouver cette
faveur que lui accordaient, il y a plus de deux
mille ans, les pères de la médecine.

VI.

COMPTABILITÉ MÉDICALE (bis).

> Cette méthode me fut d'une utilité extrême.
> BOERRHAVE.

La pratique médicale n'étant plus depuis quinze ans mon occupation principale, je n'ai point tenu, comme autrefois, ce registre sommaire, dont je vous entretenais en commençant, et je le regrette vivement, aujourd'hui que je voudrais terminer ce travail par un exposé précis des résultats.

J'ai cependant trouvé moyen, à l'aide des registres de l'état civil de ma commune, de me rendre compte encore une fois des conséquences de cette médecine dont je viens de vous exposer les moyens.

J'ai comparé le chiffre des décès de la période décennale qui vient de s'écouler, avec le chiffre des trois périodes décennales précédentes et voici ce que j'ai trouvé :

Mais je dois dire auparavant que, pendant ces quarante années, et sans que j'en puisse préciser la cause, la population n'a pas suivi, d'une manière notable, le mouvement général de progression, et qu'elle est restée dans une moyenne de sept-cents habitans, ce dernier chiffre étant celui du dernier recensement.

J'ai donc trouvé,

de 1806 à 1815. . . 151 décès ;
de 1816 à 1825. . . 160 » ;
de 1826 à 1835. . . 156 » ;

Ces trois périodes, vous le voyez, diffèrent peu entre elles et leur moyenne est d'environ 15 1{2 par année.

De 1836 à 1845, (*ma période*) le chiffre des décès n'a plus été que de 123.

Cette dernière période compte donc *vingt-huit* décès de moins que la première, *trente-sept* de moins que la deuxième et *trente-trois* de moins que l'avant dernière, ou 12 1{3 par année au lieu de 15 1{2, ou, en résumé, par an, trois de moins que pendant les trente années précédentes.

Cette différence est trop notable pour que je n'aie pas le droit d'en attribuer quelque chose à la nouvelle direction donnée au traitement des malades.

Ce droit peut devenir moins contestable encore, si on tient compte des considérations suivantes : que sur les 123 décès de la dernière période, trente seulement des malades qui ont succombé avaient reçu mes soins et que, sur ces trente, on compte trois sexagénaires, sept septuagénaires, un octogénaire, une apoplectique de trente ans, sept maladies chroniques commencées avant mon arrivée dans la commune et trois décès par suite d'accidents graves ; en tout vingt-deux , dont la responsabilité ne doit guère peser sur le médecin; et comme le chiffre des malades qui se sont adressés à moi peut s'élever au moins de 80 à cent par année , c'est donc ici , à peu-près encore le même chiffre de 3 p. ₀ſ qui formait le résultat nécrologique de ma pratique de Paris.

VII.

PROCÉDÉ OPÉRATOIRE DES VENTOUSES.

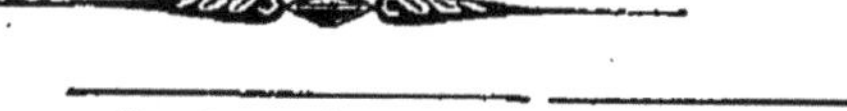

> Tutò, citò, et jucundè (Asclépiade)
> La main ferme, prompte et un scarrifica-
> ficateur coupant bien.
>
> (*Traduction libre*).

Je crois devoir avant de terminer, très-honorés confrères, vous soumettre encore quelques réflexions, d'abord sur le mode opératoire des ventouses, puis sur la théorie de leurs effets :

De temps immémorial, (témoins les mots σιχυα, cucurbita, (*coloquinte*), employés pour désigner les ventouses) on s'est servi, pour leur application, de vases renflés à leur pourtour et dont l'ouverture est plus étroite que le fond.

C'est encore aujourd'hui la même forme, forme très-convenable, mais insuffisante, quand la place où l'application doit être faite, n'offre, comme les tempes, qu'un espace très-étroit.

Dans ce cas, la pression de l'air extérieur ne portant que sur une surface fort peu étendue et le vide ne pouvant jamais être complet dans l'intérieur de la ventouse, celle-ci ne reste en place qu'un instant et ne produit point l'effet de succion auquel elle est destinée.

Ces motifs m'ont conduit, comme je l'ai dit

précédemment, à me servir alors d'éprouvettes, ou de tubes en métal ayant la même forme et dont l'effet est on ne peut plus satisfaisant.

Le docteur SARLANDIÈRE, il y a une trentaine d'années inventa une pompe pneumatique fort ingénieuse destinée au même usage. J'ai employé cet instrument et, après avoir vérifié qu'il n'opère pas toujours parfaitement le vide ; que ses soupapes ne s'opposent pas toujours exactement à la rentrée de l'air ; que l'application est, par ce procédé, beaucoup plus longue que par la vieille méthode, je suis revenu sans réserve à celle-ci ; et, comme chez les habitants des campagnes, il faut savoir utiliser le peu qu'on y trouve, et qu'il est peu facile d'y transporter continuellement cette série de globes en verre ou en fer blanc auxquels on a donné le nom de ventouses, j'use, à l'exception des éprouvettes pour les tempes, des ressources que chaque ménage peut m'offrir :

Chez les riches, j'emploie les verres qu'on nomme verres à vin de bordeaux. Ils ont une dimension très-convenable.

Chez d'autres, je me sers de ces petits verres de cabaret qu'on trouve presque partout et qui sont la meilleure espèce de ventouse que je connaisse.

Enfin chez les pauvres, j'emploie ce qui me tombe sous la main, de petits pots en fayence grossière, de petites tasses en fer blanc, et tout cela fonctionne très-bien., quand le bord n'a pas de brèches.

J'y fais le vide avec de la ouate de coton dont on peut toujours facilement être muni. Cette ouate, bien étirée de manière à ne remplir le vase que d'une espèce de nuage extrêmement léger, s'enflamme instantanément sans qu'il soit aucunement besoin de l'arroser avec de l'esprit de vin.

En saisissant, pour l'application de la ventouse, l'instant où le coton est bien en feu , et en appliquant le vase vivement et de manière à ce que son pourtour tout entier pose partout au même instant , jamais le patient n'éprouve le plus léger contact du feu et n'en sent pas même la chaleur.

La ventouse étant restée quelques minutes appliquée , on la retire en y faisant rentrer de l'air par une légère pression sur un des points de la circonférence soit avec le manche d'une cuiller ou de tout autre objet arrondi, mince et mousse.

On fait alors , successivement à chaque ventouse, la scarification avec le scarrificateur allemand si bien perfectionné par Charrière, (1) puis

<hr>

(1) Je suppose que personne ne possède un scarrificateur sans s'être bien fait expliquer son mécanisme et son mode d'emploi, choses d'ailleurs extrêmement simples. De l'habitude et un peu d'adresse abrègent beaucoup l'opération et en peuvent très notablement diminuer encore les très-petits désagréments.

on réapplique et on laisse cette fois, dix à vingt minutes la ventouse en place. Un séjour plus long produit souvent une vésication qui n'a pas de grands inconvénients, mais qu'il ne faut pas produire sans nécessité.

Les incisions produites par les lames du scarrificateur sont cicatrisées presque aussitôt après l'opération et ne laissent que des cicatrices moins visibles que celles des sangsues. Elles n'exigent jamais aucun pansement, aucune application et beaucoup de malades et même les tout petits enfants, n'en ressentent aucune douleur, ni pendant, ni après l'opération.

On peut, tous les trois ou quatre jours, recommencer l'application aux endroits précédemment scarrifiés et, en employant trois ou quatre verres à chaque fois, trouver ainsi tous les jours, l'espace suffisant; et cette pratique, continuée pendant plusieurs mois de suite, guérit non seulement, peu-à-peu, des maladies chroniques graves et même réputées incurables, mais encore ne produit presque jamais de faiblesse appréciable.

Les ventouses remplacent donc parfaitement et plus sûrement les sangsues, les vésicatoires, les sétons, les moxas et un grand nombre de médicaments internes. Elles n'ont pas comme eux, les inconvénients de la longueur d'application, de la douleur, de la nécessité des pansements, du trouble plus ou moins long et profond produit dans les fonctions et enfin de l'incertitude des résultats.

Les ventouses sèches, c'est-à-dire, non scarrifiées, ainsi que les frictions, les douches et l'usage des vêtements de laine sur la peau, agissent comme les ventouses scarrifiées, mais avec une énergie infiniment moindre et ne peuvent être utilisés que comme de précieux moyens préventifs ou auxiliaires ;

Enfin avec les ventouses, on est sûr de ne jamais nuire et c'est déjà beaucoup pour la conscience du médecin et la sécurité du malade.

VIII.

THÉORIE.

> Duo in morbis præstandis sunt, adjuvare,
> aut saltem non nocere.
>
> Faire du bien, ou du moins ne pas faire de
> mal.
>
> (HIPPOCRATE.)
>
> Equilibre.
> Révulsion.

Quant à la théorie, voici celle qui me semble la plus rationelle et qui n'a guère plus que les ventouses, l'inconvénient d'être neuve.

Son mot, c'est la *Révulsion.*

La maladie n'est autre chose que la rupture de l'équilibre qui doit exister entre tous les organes et toutes les fonctions de la vie.

Pour que cet équilibre soit rompu, il faut que, par une cause quelconque, un des organes, rompant l'état d'égalité *relative* qui doit exister entre lui et les autres, attire et s'approprie, à leur mutuel détriment, une part des éléments de la vie, sang, chaleur, fluide nerveux, etc., une part supérieure à celle dont il doit habituellement et régulièrement disposer.

Cette surabondance produit ce que produit à l'estomac une surcharge d'aliments, l'indigestion;

et , comme il y a solidarité entre tous , non moins que dans le corps social , l'excès d'aliments de l'un , tout en lui nuisant , nuit aussi aux autres , qui manquent de la part qui leur est légitimement due.

Ce défaut d'équilibre , produit d'une foule de causes très-diverses , amène donc des effets très-divers, des états morbides de toutes sortes , dont la description , objet spécial des traités de pathologie , ne doit point trouver ici sa place.

Il suffira d'un exemple pour expliquer ma pensée :

L'estomac, cet organe principal de la digestion, au centre nerveux duquel viennent retentir en outre toutes les perturbations des autres organes et les agitations de l'âme, est ainsi , beaucoup plus que tous les autres , exposé à des excitations sans cesse renouvelées.

Quand ces excitations, par leur répétition journalière , dépassent la mesure de réaction qui peut leur être opposée, l'estomac devient le siège d'une irritation qui appèle à elle, en excès, comme nous l'avons dit tout-à-l'heure , sang , chaleur , fluide nerveux , etc.

Sollicité ainsi outre mesure , et quand il n'a encore été altéré , ni dans ses fonctions , ni dans son tissu, cet organe développe une énergie extraordinaire , manifestée par des besoins d'aliments,

des appétits ou fréquemment renouvelés ou difficiles à satisfaire.

Les organes tributaires de sa fonction, le foie,
les glandes mésentériques, la rate, les reins, etc.,
fortement sollicités par lui, participent de son
excitation et déployent tout ce qu'ils ont de puissance pour lui fournir, chacun selon ses attribu-
tions, le concours de force et de matériaux qui
lui sont nécessaires pour l'accomplissement des
travaux extraordinaires qu'il s'impose.

Mais tous ces organes secondaires n'ont pas
comme lui un tissu serré, fibreux, résistant. Ils
n'ont pas tous l'énergie, la puissance de réagir
sur les matériaux surabondants qu'ils sont alors
forcés par lui d'élaborer sans règle et sans mesure
et dont ils ne peuvent toujours se débarrasser.
Leurs tissus épais, mous, peu contractiles, s'im-
prègnent bientôt et se gonflent peu-à-peu de ces
produits désordonnés. Ils deviennent eux-mêmes
le siège d'une irritation qui donne lieu à des dé-
veloppements quelquefois considérables du ven-
tre. Tant que l'appétit, ordinairement très-remarquable en ces circonstances, ne fait pas défaut,
on se contente — *latam que trahens inglorius
alvum, (Virgile)* — de reprocher à la Providence
la disposition à l'engraissement dont on se prétend
gratifié par elle ; et comme cet appétit est l'occasion d'énormes jouissances diversement nuancées

par ce qu'on nomme friandise, gourmandise et gloutonnerie, ces jouissances deviennent d'impérieux besoins, déterminent une véritable et irrésistible passion à laquelle on finit par sacrifier jusqu'à sa vie.

En effet, à force d'exercer ainsi les facultés digestives, l'embonpoint, l'épaississement progressif ne se maintient pas toujours en équilibre entre les organes de la digestion. Bientôt quelqu'un d'entre eux, rompant la ligne, vient, ou faire saillie à la surface sous les noms d'obstructions, d'engorgements de la rate, du foie, des ganglions mésentériques, etc; ou, produisant une surabondance extrême des liquides qu'il est chargé de sécréter, donne lieu à quelqu'un de ces épanchements connus sous les noms de diarrhée, de jaunisse et d'hydropisie; — épanchements analogues à ces écoulements continuels des yeux et des narines, qu'on remarque chez les malheureux ouvriers exposés journellement à l'action irritante de vapeurs délétères, et chez les personnes pour qui l'usage du tabac, *cette poussière âcre et malpropre, (Voltaire)* est devenu une passion irrésistible; — ou, enfin, réduit à l'impossibilité de suffire à ces débauches continuelles d'énergie vitale, cesse bientôt tout service, laisse, n'en pouvant plus, ses tissus se désorganiser, se durcir en matière squirrheuse ou se fondre en suppuration jusqu'à ce que mort s'en suive.

Maintenant, viveurs de toute espèce, vous êtes avertis : Suivez, si vous l'osez, les instincts trompeurs de vos désirs plus ou moins déréglés ; épuisez, pour soutenir ou stimuler vos estomacs harassés, la série des épices et de la cave aux liqueurs ; mais n'accusez que vous et non la Providence de vous avoir fait des appétits déréglés et des ventres démesurés.

Il en est, parmi vous, mais plus rares, qui font un contraste complet au tableau que je viens d'esquisser : maigres et efflanqués, ceux-là sont un sujet perpétuel d'étonnement pour tous et pour eux-mêmes. Comment, en effet, posséder un si vaste appétit, le si bien satisfaire et en retirer de si pauvres produits? C'est que, chez eux, les membranes de l'estomac et des intestins conservent long-temps une énergie despotique qui attire tout à elles, qui ne laisse aux organes tributaires ni paix, ni trêve, ni loisir de s'engraisser momentanément du surplus de leurs produits ; mais, en fin de compte, l'un ne vaut pas mieux que l'autre : l'étisie pas mieux que l'obésité, et si la vie des uns et des autres, semblable dans ses moyens, diffère long-temps dans ses résultats, elle conduit toujours, tôt ou tard, au même point, à la désorganisation des tissus dont on abuse avec tant de folie.

En vain citerez-vous, pour vous rassurer et pour votre excuse, quelques exemples exceptionnels de longévité parmi vous. En vain ferez-vous comme ces propriétaires inintelligens que la crainte, d'ébranler leurs maisons ou d'y troubler un ordre routinier, empêche d'y jamais faire ni améliorations ni réparations ; en vain imiterez-vous ces gouvernements et ces classes égoïstes auxquels la peur des révolutions et du dérangement dans leur bien-être fait repousser sans examen et proscrire, trop souvent avec une haineuse ignorance, tous conseils et toutes tentatives d'améliorations sociales. De même que les maisons et les sociétés ainsi gouvernées finissent toujours par s'écrouler en engloutissant leurs aveugles administrateurs et les innocents qui les entourent, de même, si vous ne faites pénitence, si vous ne vous convertissez, vous êtes destinés à périr comme eux dans de douloureuses convulsions. Au lieu donc de vous laisser tromper par de semblables leurres, visitez, interrogez les malades et donnez un souvenir à ceux de vos contemporains, morts prématurément ainsi et en grand nombre, après de longues souffrances, et que vous n'oubliez si aisément que parce qu'ils ne sont plus là pour rendre témoignage contre vos funestes habitudes.

Et le caractère, et l'intelligence, et le cœur,

croyez-vous qu'ils restent sains et libres pendant cette concentration des forces de la vie dans les régions animales de la digestion? Non, assurément non, et, toutes conditions égales d'ailleurs, celui qui laisse faire, de la nutrition matérielle, la principale, la dominante de ses fonctions, descend inévitablement au dessous du rôle intellectuel pour lequel il a été créé.

Ce que je dis là, s'applique parfaitement aussi, et c'est un devoir de le noter, à l'abus des fonctions des organes de la génération, abus qui compte, pour une énorme part, dans le développement des affections nerveuses, des maladies de poitrine, et dans l'amoindrissement des intelligences.

Il est encore, dans la branche des travaux gastronomiques, une série qui mérite ici mention particulière, c'est celle des goutteux.

Ceux-ci échappent, plus long-temps que les autres, à ces désorganisations de tissus que je viens d'indiquer ; mais à quel prix parviennent-ils à s'y soustraire?

Les matériaux de la vie, gênés dans leur circulation par l'obstruction d'organes journellement excités et beaucoup trop développés, éprouvent une difficulté continuelle à effectuer leur retour des extrémités vers le centre.

Peut-être même cette lenteur, à revenir au

foyer de rénovation des principes qui constituent leur état normal, contribue-t-elle à produire, dans leur composition chimique, concurremment avec les qualités irritantes des substances ingérées dans l'estomac, des modifications qui en font des matériaux étrangers et, par conséquent, nuisibles à la vie.

C'est par l'existence de ces matériaux détériorés par quelque cause que ce soit, qu'il est possible, peut-être, d'expliquer la goutte chez les individus maigres, dont la circulation ne paraît point entravée par le développement exagéré et l'obstruction des organes.

Quoiqu'il en soit, les extrémités du corps, les articulations surtout, deviennent fréquemment le siège d'engorgements inflammatoires très-douloureux et qui sont la punition du défaut de sagesse des heureux de ce monde ;

Car il y a cela de consolant pour l'orgueil des goutteux, que jamais leur maladie ne hante le pauvre, l'homme de labeur et d'abstinence.

Dans toutes ces circonstances, si le malade a le courage de revenir à la sobriété et à l'exercice, — *ce basilic tant cherché par le seigneur Ogul et si ingénieusement administré par le docteur Zadig,* — la santé peut revenir sous leur unique influence, quand l'équilibre des fonctions n'a pas été trop profondément rompu.

Mais lorsque ce précieux antigoutteux , d'ailleurs si rarement adopté par les malades , ne peut plus suffire à leur guérison , il faut bien avoir recours aux autres ressources de la médecine, qui possède, dans ce cas , deux systèmes diamétralement opposés :

La révulsion interne et la révulsion externe ,

C'est-à-dire :

L'emploi à l'intérieur de médicaments réputés antigoutteux , — ou l'emploi, à l'extérieur , à la peau , de moyens appelés particulièrement révulsifs.

Les médicaments antigoutteux, dont on charge l'estomac, sont tous composés de substances plus ou moins irritantes. Comment peuvent-ils agir avant d'exercer sur la goutte les influences spéciales et plus ou moins hypothétiques qu'on leur attribue ? Evidemment , (*leur action purgative le prouve*), ils irritent les membranes de l'estomac et des intestins et, jusqu'à preuve contraire, nous devons les tenir pour de simples révulsifs.

Ils produisent sur les tissus du tube digestif des effets semblables à ceux que déterminent à la peau les applications de sinapismes et les vésicatoires. — Ils y opèrent une révulsion, — un déplacement de l'irritation , qui abandonne alors les articulations pour venir se fixer dans les tissus;

sur lesquels les remèdes antigoutteux ont opéré leur action stimulante.

On a alors , selon l'expression vulgaire mais très-judicieuse , quand de nouveaux accidents surviennent, on a une goutte remontée.

Il n'est pas douteux qu'une irritation artificielle produite sur les yeux pourrait guérir (*et vice versâ*) une inflammation de l'oreille. Pourquoi ne vient-il à personne l'idée d'une révulsion semblable? C'est que les inflammations de l'œil sont visibles et que tout le monde , patients et spectateurs , peuvent en voir immédiatement et en apprécier les inconvénients ; — tandis que l'estomac n'avertit que très-rarement, par des symptômes directs , des maladies dont il peut être le siège; maladies sur l'existence et la gravité desquelles les malades, ainsi que ceux qui les assistent , peuvent rester long-temps dans une ignorance et une sécurité fatales.

Ce n'est donc pas là ; ce n'est donc pas sur les organes les plus essentiels à la vie , sur des organes chargés de fonctions indispensables et continuelles, qu'il peut être raisonnable d'attirer ainsi une surabondance d'excitation et de vie , dont l'œil ni le jugement ne peuvent surveiller et apprécier suffisamment les effets et la mesure.

Ce n'est pas là enfin , quand on peut disposer, sans aucun des inconvénients qui viennent d'être

signalés , d'une surface beaucoup plus étendue
et sur laquelle l'œil peut toujours exercer sa sur-
veillance, ce n'est pas là qu'il faut établir le siège
de cette puissante médication qu'on nomme la
révulsion.

Et, ce qui excite, à bon droit, la surprise, c'est
que la peau , qui offre à un si haut dégré tous les
avantages qu'il est permis de souhaiter en pareille
circonstance , — la peau, qui, de temps immémorial, a toujours été la grande ressource des
médecins , quand leurs médicaments internes ,
plus ou moins irritants, avaient échoué contre le
progrès des maladies ; — la peau, sur laquelle,
en désespoir de cause , ils en viennent, presque
toujours, et trop souvent *in extremis*, à appliquer leurs sinapismes, leurs vésicatoires , leurs
sétons , leurs moxas , et même le fer rouge , tout
l'appareil enfin des suprêmes douleurs , afin que
le patient, né, *dit-on*, pour souffrir , n'ait pas
même, en ce triste monde , la consolation de
mourir en repos ; — c'est que la peau , dis-je ,
n'ait pas été choisie par le médecin, comme le
plus sûr, le meilleur , le véritable champ de bataille entre lui et la maladie, tout aussi bien au
début qu'à la fin, tout aussi bien pour prévenir
que pour réprimer.

Mais il faut le dire aussi , pour la justification
des disciples d'Hippocrate , c'est que le malade

ne se décide à la souffrance qui doit lui venir du médecin, que lorsque la peur de la mort commence à le saisir.

C'est aussi parce que le malade attache à l'œuvre du médecin d'autant moins d'importance que cette œuvre est plus simple et plus facile à comprendre ; tandis que l'espèce de mystère qui enveloppe toujours l'action des médicaments internes, fait croire à beaucoup plus de science de la part de celui qui les administre et prête à leurs effets l'importance de l'inconnu, l'attrait du merveilleux, mobiles beaucoup plus puissants qu'on ne pense sur la plupart des esprits, quelque forts qu'ils s'estiment.

Et sans compter, encore, que ce mystère, dont se plaisent à se leurrer les malheureux malades, est un excellent manteau pour l'ignorance et couvre admirablement les impudents et homicides calculs du charlatanisme.

Quoiqu'il en soit, et quoique l'invention des ventouses et la connaissance de leur puissance révulsive soient aussi vieilles que la médecine, et que leur action soit aussi aisée à comprendre que leur mode d'application est facile, on ne trouve, soit parmi les anciens, soit parmi les modernes, qu'un bien petit nombre de médecins dans la pratique desquels les ventouses ayent compté comme base de traitement.

Elles ont pour les malades eux-mêmes peu d'attrait au premier abord, non seulement pour les motifs que je viens d'exposer, mais encore parce qu'il faut subir, à chaque application, une légère douleur pendant quelques minutes, et que, par une bizarrerie fort remarquable, on a plus d'appréhension de cette douleur extérieure, toute courte et faible qu'elle est, que des douleurs prolongées et quelque fois très-vives causées par des médicaments internes tels que les purgatifs.

Mais lorsque les effets si heureux, si sûrs, si constants et si prompts, des ventouses sont une fois devenus de notoriété publique, comme ils le sont autour de moi, c'est alors une révolution faite et tout le monde vient en demander, même ceux qui n'en ont pas besoin.

C'est donc tout simplement une révolution à faire dans les esprits, et comme toutes celles qui ont pour légitimité l'intérêt général, elle doit être le fruit pacifique de la foi, de la persuasion et de la persévérance.

Parmi les obstacles que rencontre cette révolution, on trouve encore, mais rarement, il est vrai, quelques unes de ces constitutions éminemment nerveuses, dont l'imagination frissonne et s'insurge à la pensée des légères scarrifications que leur peau doit subir.

Un de mes bons amis, le digne et spirituel

fondateur de la *Revue de l'éducation nouvelle*, pourvu d'une de ces imaginations que l'idée d'une incision révolte, mais doué, par compensation, d'une forte volonté, a voulu savoir ce que c'était que les ventouses, mais n'a pu vaincre, après deux applications, sa répulsion instinctive. Tout en constatant que l'opération était peu douloureuse, qu'elle ne l'avait empêché ni de bien déjeuner immédiatement après, ni de se livrer aux habitudes d'une vie très-active, et que même elle avait pu lui procurer un meilleur sommeil, il n'en a pas moins prononcé contre elle cet anathème : « *que c'est une méthode barbare, que Dieu n'a pas créé notre peau pour être coupée et qu'il a dû nous réserver des moyens plus doux de prévenir, d'arrêter et de guérir nos maladies.* »

Soit : je ne suis pas de ceux qui nient la bienveillance infinie de Dieu et je suis loin de repousser de semblables espérances ; mais tant que la pharmacie, l'homœopathie, le magnétisme, ou toute autre science n'auront pas réalisé de pareilles promesses plus généralement et plus authentiquement que jusqu'à ce jour, je tiendrai les ventouses pour le plus inoffensif, le plus doux et le plus immédiatement efficace de tous les remèdes connus.

Pour ajouter une preuve à cette assertion et démontrer que c'est l'imagination du malade qui,

seule fait maltraiter ainsi la bienfaisante opération des ventouses , je dois dire que , souvent ,
j'ai pratiqué cette opération à des personnes qui
n'en avaient aucune idée, et que, leur ayant seulement expliqué d'avance l'application des verres
sans leur parler de scarrification ni de saignée,
jamais , dans ce cas , les patients n'ont éprouvé
la sensation d'une coupure , jamais ils ne se sont
plaints que de la pression plus ou moins forte des
verres , et , quand ils revoyaient ces verres pleins
de sang , ils étaient plus disposés à croire à une
sueur de sang qu'à des incisions qu'ils n'avaient
pas senties et qui n'exigeaient aucun pansement.

J'ajouterai enfin que plusieurs fois , je me suis
appliqué des ventouses à la poitrine , au cou et
aux tempes , et que c'est un bien léger mal que
celui qu'on peut se faire ainsi volontairement
soi-même.

J'ai dit que l'effet des ventouses était facile à
comprendre.

Voici pour démonstration quelques faits qui
me reviennent à la mémoire :

M. Lemière, opticien au Palais-national, celui
qui, vers 1825, importa et perfectionna en France
les lorgnettes jumelles ou binocles , était à cette
époque atteint d'une phthisie pulmonaire. La maladie était assez avancée pour que deux médecins,
l'un après l'autre , eussent abandonné le pauvre

malade. Quand j'arrivai près de lui, il avait, jour et nuit, cette toux et ces pommettes rouges que tout le monde connait et, sur son visage , à chaque accès, cette expression de détresse si pénible à regarder. Sa maigreur était extrème. Ses nuits sans sommeil se passaient le corps plié en deux , assis sur son lit et la tète appuyée sur les genoux . Tous les matins des sueurs abondantes venaient ajouter à son supplice et annonçaient, avec la nature des crachats et un commencement de diarrhée , au moins la fin de la seconde ou le commencement de la troisième et dernière période de cette cruelle maladie.

L'abandon de ses deux médecins et ses souffrances croissantes étaient de plus pour lui de durs avertissements qu'il comprenait parfaitement et pourtant il croyait sentir encore en lui la possibilité de vivre , il était jeune et il demandait à ne pas mourir.

Avec un pareil malade le médecin avait donc carte blanche. J'en usai : pendant trente quatre jours , (1) trois fois par jour, puis deux fois, puis une, des ventouses scarrifiées lui furent appliquées tout autour de la poitrine, et , au bout de

---

(1) Le docteur AMÉDÉE LATOUR n'avait pas encore publié sur la phthisie les observations qui attirent si éminemment aujourd'hui l'attention des praticiens.

ces trente quatre jours , nous étions en pleine convalescence.

Il fallait l'entendre alors mêler aux expressions de sa reconnaissance ses malédictions contre le maigre vésicatoire au bras , les pâtes de lichen , les sirops de mou de veau et les pilules calmantes dont on avait pendant tant de mois leurré sa malheureuse poitrine.

En 1828 , il eût une jaunisse que quelques ventouses guérirent dans l'espace de neuf jours.

Quelques années après il se retira à la campagne sur les côtes de normandie , et , en 1840 , 'ai su qu'il y vivait heureux , gai , frais , gras et plein de bons souvenirs pour les 150 ventouses et les 2000 scarrifications dont sa poitrine avait été si heureusement tatouée.

Il y a vingt-six ans , dans la thèse que je présentai à la faculté de médecine de Paris pour l'obtention du grade de docteur , je citais déjà un exemple remarquable de la puissance de cette médication. Il s'agissait de ma vieille mère , que la médecine ontologique et stimulante , toute puissante encore à cette époque , avait réduite à la dernière extrémité , et chez laquelle , appelé seulement pour lui fermer les yeux , je parvins , en douze jours , à l'aide des ventouses , et tout en me faisant traiter dès ce temps là d'utopiste , à ramener le principe de la vie et à lui rendre la santé pour plusieurs années.

En 1828, je fus appelé pour un M. Guichard, marchand de tabac au passage Choiseul, à Paris. Je le trouvai se roulant sur le plancher de sa chambre, à coucher, gémissant, criant de manière à troubler même le repos de ses voisins.

Il avait un accès de douleurs causées par des hémorrhoïdes.

Cet accès durait depuis deux heures. Le retour en était presque journalier et passé, en quelque sorte, à l'état d'habitude depuis quelques années.

On ne lui avait épargné ni les sangsues, ni les bains, ni les cataplasmes. Huit ventouses scarrifiées lui furent aussitôt appliquées sur les reins. A l'instant même, (et il en est toujours ainsi en pareilles circonstances), les douleurs cessèrent et le malade s'endormit. Pendant dix jours, chaque accès, de moins en moins douloureux, fut attaqué et guéri de la même manière et, deux ans après, dernière époque où je le vis, il n'avait point encore eu, depuis lors, à se plaindre du retour des hémorrhoïdes.

N'est-il pas évident que, dans ces trois circonstances, et mille autres fois, comme dans les ophtalmies, les congestions cérébrales, les inflammations des organes de la digestion, les

fièvres typhoïdes , les dyssenteries , etc., etc.,
n'est-il pas évident que les ventouses avaient agi
à la manière d'une pompe aspirante. Le sang ac-
cumulé dans les vaisseaux des organes malades et
appelé sans cesse au même point par la douleur
qu'il y avait une première fois déterminée , per-
dit peu-à-peu l'habitude de s'y porter , lorsqu'il
en fut détourné , pompé par une puissance supérieure.

Il en est de même dans toutes les maladies, et ,
sauf les affections chroniques , dans lesquelles
l'effet des ventouses, quoique presque toujours
immédiatement appréciable , ne devient complet
qu'après de plus ou moins nombreuses applications, toujours une application de ventouses est
suivie , à l'instant même , d'un soulagement mar-
qué , et cela , dans les maladies les plus douloureuses , telles que les ulcères de l'utérus , les
inflammations des yeux et des oreilles , les convulsions , et même les douleurs de dents, (ce qui,
pourtant , ne doit pas dispenser de l'extraction
des os cariés), etc.

Ce qui peut prouver encore que la médication
révulsive agit d'une manière analogue à celle
d'une pompe aspirante, c'est que, dans les maladies graves , dans lesquelles le sang est fortement ou depuis long-temps attiré vers un organe
interne, les premières applications de ventouses ne

produisent que très-peu de sang et ce n'est qu'en insistant qu'on parvient peu-à peu à changer son ours, à le détourner du point malade, à l'attirer à l'extérieur et à obtenir enfin des saignées aussi abondantes qu'on le désire.

N'est-ce pas là l'effet d'une pompe qui aspire un liquide à une grande profondeur et qui ne peut, qu'après un plus ou moins grand nombre de coups de piston, l'amener et le faire couler à la surface?

Dans toutes les affections nerveuses, les effets sont constamment les mêmes; mais l'explication que je viens de donner n'a plus la même évidence, car, dans ces affections, on rencontre rarement cette turgescence, qui caractérise les inflammations. Il est vrai qu'on peut admettre très-logiquement l'existence d'un fluide nerveux, impalpable, invisible, mais en quelque sorte indispensable et qui, une fois admis, doit être soumis à la plupart des lois physiques qui gouvernent les autres et peut, aussi bien que le sang, s'accumuler, mais sans changer le volume ni la couleur, dans les cordons nerveux des parties où la douleur, où la maladie se manifeste et en être déplacé, pompé, amené, avec le sang, à la surface du corps par les ventouses.

Et, ce qui est encore très-facile à comprendre, c'est que l'organe malade, quand il est débarrassé de cet afflux, qui le gonfle et l'irrite, jouit de toute sa puissance de réaction contre les causes, quelles qu'elles soient, dont l'influence l'a troublé, et, quand ces causes sont usées ou vaincues, n'a plus besoin que de repos pour revenir à son état normal, ce que démontre d'ailleurs tous les jours la rapidité des convalescences, quand la guérison est obtenue sous l'influence de cette médication.

Enfin, et pour dernier mot :

Ce travail, consciencieux produit de plus de trente années d'observations pratiques, ne prouve-t-il pas du moins que j'ai eu raison de le placer sous le patronage de ce principe :

Économie de ressorts?

POSTFACE.

Confessez vous les uns les autres.

(St.-Jacques.)

Tels sont , très honorés confrères , les faits et les réflexions à l'aide desquels j'ai osé concevoir l'espérance d'obtenir vos suffrages ; mais en jetant un coup d'œil en arrière sur l'ensemble de ce travail, j'éprouve et à bon droit , je le crains , le regret d'avoir beaucoup trop présumé de l'idée qui me l'a fait entreprendre.

Me trouverez-vous excusable d'avoir réduit la pratique médicale ordinaire à une sorte de routine qui ressemble peut-être trop à un aveugle empirisme?

Nos confrères pharmaciens me pardonneront-ils d'avoir restreint les moyens médicaux à ce point qu'une révolution serait faite en pharmacie, s'il était possible que ma routine en fît une en médecine?

Quoiqu'il en soit, ce travail contient du moins, je l'espère , un enseignement utile que j'oserai recommander plus particulièrement à votre attention :

C'est l'habitude de ce complet examen de conscience qui n'a cessé de faire la règle de ma vie médicale ; de cet examen journalier dont le grand BOERRHAVE s'était si bien trouvé et qui peut seul empêcher de se routiner , de persister et de s'endormir dans des pratiques malheureuses et qui porterait encore de plus précieux fruits , s'il pouvait, comme cela résulterait si bien de l'adoption du projet de loi du docteur LOREAU sur l'exercice de la médecine. (1) nous amener *tous* à déposer de temps en temps, sans réserve, notre bilan médical, et., à nous confesser ainsi les uns les autres.

FIN.

---

(1) Voir le journal l'*Union - Médicale* de Mars 1847.

DE LA GUÉRISON

DES

MALADIES DE LA PEAU,

AU MOYEN DU SULFURE DE CHAUX EN FRICTIONS

DANS LA PAUME DES MAINS,

PAR A. SAVARDAN,

Docteur en médecine.

(1)

> Le sulfure de chaux, en frictions
> dans la paume des mains, guérit
> les maladies chroniques éruptives
> de la peau, telles que les dartres,
> la teigne, etc.

Les maladies chroniques de la peau, telles que
les dartres, la teigne, etc., ont été l'objet d'un

---

(1) Lorsque le travail que je reproduis ici fut publié, en 1836, dans le journal des connaissances médico-chirurgicales, l'emploi du sulfure de chaux, en frictions dans la paume des mains, comptait déjà quinze années de succès contre les maladies de la peau. Les treize années qui se sont écoulées depuis cette publication ont pleinement confirmé les premiers résultats et ce médicament, ainsi administré, doit désormais être acquis à la pratique médicale comme un de ces remèdes que tout le monde peut employer sans inconvénients et pour les bons effets desquels il est légitime de chercher toute la publicité possible.

5.

grand nombre de descriptions, de classifications et de théories.

D'innombrables remèdes ont été proposés pour leur guérison.

Chacune de leurs espèces, chacune de leurs formes ont été et sont encore l'objet de prescriptions particulières.

Cependant l'hôpital Saint-Louis de Paris, où l'on n'a reculé devant aucune difficulté pour réaliser, à ce sujet, toutes les idées des médecins qui le dirigent ; où l'on a réuni tous les objets, tous les appareils ; où l'on a essayé depuis longtemps et où l'on emploie chaque jour tous les moyens proposés contre ces maladies ; l'hôpital Saint-Louis, malgré d'immenses services rendus, témoigne encore de tout ce qui reste à faire, puisque de nombreux malades, après de très longs traitements, en sortent non guéris, et que d'autres y rentrent après des guérisons qui n'ont été que momentanées.

La carrière n'était donc pas fermée. On ne saurait trouver mauvais le désir d'y marquer utilement son passage.

1.

Vers la fin de 1820, je fus consulté par un officier en retraite, M. le capitaine Chirot, qui, depuis deux ans, portait au bras gauche, depuis l'épaule jusqu'au poignet, une dartre squammeuse humide qui faisait le tourment de sa vie.

Malgré l'usage continuel de bains et de cataplasmes mucilagineux et opiacés , l'inflammation, la démangeaison , la cuisson et la douleur, entretenues par une suppuration âcre et des plus abondantes , ne laissaient au malade aucun instant de repos.

Une toux sèche, de la difficulté à respirer, de l'amaigrissement annonçaient une réaction puissante sur les organes de la respiration et persuadaient , avec quelque raison, au malade , qu'il était atteint de phthisie pulmonaire.

On avait épuisé pour lui toutes les ressources connues de la médecine. Les médicamens antipsoriques surtout lui avaient été prodigués, parce qu'il avait eu plusieurs fois la gale pendant le cours de ses campagnes.

J'avais essayé moi-même , pendant plusieurs mois , mais sans aucun succès , un grand nombre de moyens.

Je fis préparer alors , avec huit parties de saindoux et une partie de sulfure de chaux , un onguent analogue aux linimens employés dans le traitement de la gale par les docteurs Louis Valentin et Pihorel , et comme l'inflammation du bras de mon malade s'opposait à l'application immédiate de ce médicament, je le fis employer à la dose d'un gros, en frictions dans la paume des mains, pendant un quart d'heure matin et soir.

Pendant ce traitement, sur lequel je n'avais fondé que de bien légères espérances, tous les symptômes énoncés ci-dessus diminuèrent progressivement, et au bout de deux mois, ils avaient complètement disparu ; et pendant onze années que j'ai eu l'occasion fréquente de revoir cet officier, à la suite de ce traitement, il s'est toujours fort bien porté.

Cette guérison, aussi remarquable qu'inespérée, me fit désirer et chercher ardemment des occasions d'en renouveler l'épreuve. Ces occasions furent trop rares d'abord, et je fus d'ailleurs trop mal encouragé par ceux de mes confrères auxquels je communiquai mes premières observations, pour en faire l'objet d'une publication.

Mais aujourd'hui que des faits nombreux et irrécusables, scrupuleusement observés pendant plus de quinze années, prouvent le succès constant de cette médication, je n'hésite plus à les publier.

II.

Le second dartreux soumis au même traitement fut un bijoutier de Versailles, M. COIGNY, qui, depuis trois mois, avait au menton une dartre pustuleuse qui avait résisté à l'usage des lotions de sulfure de potasse. Il fut parfaitement

guéri après trois mois de frictions dans les mains
avec la pommade de sulfure de chaux.

III.

Un horloger, M. Sant, demeurant alors à Paris,
rue des Boucheries-Saint-Germain , n° 32, avait,
depuis dix ans, sur toute la moitié droite de la
poitrine , une dartre furfuracée , pour laquelle
il n'avait suivi aucun traitement et qui disparut
complétement en vingt-sept jours , après cinquante et quelques frictions , et aujourd'hui
plus de vingt ans après, il vit à Blois, sans jamais
avoir eu de retour de cette maladie.

IV.

Un employé au Palais-de-Justice de Paris, M.
Fessin, concierge du tribunal de première ins-
tance , avait aussi , depuis au moins dix ans ,
tout le corps , excepté la tête et les mains , couvert d'une dartre furfuracée, qui fournissait chaque jour , par le plus léger frottemement , une
quantité énorme de débris de l'épiderme.

Il était en outre attaqué depuis long-temps ,
deux ou trois fois par mois , de coliques excessi-
vement violentes , et sa constitution s'altérait vi-
siblement de jour en jour.

Après quatre-vingts frictions, il fut entière-
rement débarrassé de son éruption ; ses coliques
ne tardèrent pas à disparaître en entier, et vingt

ans après , sa santé n'avait pas cessé, depuis lors, d'être satisfaisante.

V.

Un porteur d'eau , Jean Goza , rue Thiroux , n° 11 , à Paris, avait depuis plusieurs années la tête , les oreilles , le cou et les épaules rongés par des dartres croûteuses et ulcérées , qui avaient résisté à l'emploi d'un grand nombre de moyens, et qui furent parfaitement guéries au bout de sept mois .

VI.

Un jeune élève de l'école militaire de La Flèche , fils de M. de Taverne, directeur du haras de Brenne, avait , depuis son enfance, le nez et la lèvre supérieure énormément déformés par une dartre , dont l'aspect faisait craindre une complication scrophuleuse. Des taches blanchâtres et épaisses s'étaient peu à peu formées sur les yeux et avaient diminué la vue de manière à faire craindre un aveuglement complet.

L'application d'un séton au cou avait, pendant quelques mois , diminué ces symptômes , qui restèrent enfin stationnaires malgré l'entretien de ce douloureux exutoire.

Après huit mois de frictions dans les mains , le nez et les yeux étaient parfaitement guéris ; le séton était supprimé, et cinq ans après , la

santé de cet enfant n'avait pas cessé d'être parfaite.

VII.

Un bijoutier, M. BÉLORGÉ, rue d'Argenteuil,
n°. 15, avait, depuis quatre ans, sur les deux
avant-bras, de larges dartres écailleuses qui
avaient résisté à un long traitement subi à l'hôpital Saint-Louis, et qui furent complétement guéries après huit mois de frictions,

VIII.

Un concierge de la rue de la Michodière n°. 1,
à Paris, M. Derbier âgé de soixante-quinze ans,
avait, depuis trois ans, des dartres furfuracées
sur tout le corps et des ulcérations aux jambes,
qui lui causaient les plus cruelles démangeaisons.
Il avait subi, sans le moindre avantage, de longs
traitemens à l'hôpital Saint-Louis. Il fut guéri
après trois mois d'usage du sulfure de chaux.

Je dois dire qu'à la suite de cette guérison il
eut une grave inflammation des poumons et de
l'estomac, que l'on ne manqua pas d'attribuer à
la guérison de ses dartres, et à laquelle, heureusement, il ne succomba pas.

Je dois dire en outre que quatre ans après, à
la fin de 1828, et à l'âge de 79 ans, il éprouva
de nouveau une éruption à peu près semblable à
la première ; qu'il alla encore passer quelque

temps à l'hôpital Saint-Louis , qu'il en sortit encore sans être guéri , et qu'il ne recouvra sa santé qu'après deux mois d'usage du sulfure de chaux.

Mais une attaque d'apoplexie, dont pourtant il ne mourut pas , vint une seconde fois compromettre un instant la réputation du remède.

Depuis lors, je ne l'ai plus revu , mais je sais qu'il vivait encore en 1830.

IX.

Un professeur de danse , au pensionnat des *Petits-Oiseaux* , rue de Sèvres, M. de St.-Martin avait depuis vingt ans , des dartres furfuracées qui avaient résisté à de nombreux traitemens. Les sourcils et les mains étaient surtout, à son grand désespoir , devenus le siége de cette éruption. Dix mois suffirent à sa guérison.

X.

Une demoiselle, mademoiselle B...., rue Saint-Anastase n° 7 , au Marais, avait, depuis quatre à cinq ans, une dartre pustuleuse, dont les démangeaisons étaient si vives, si continues, si impérieuses et si malheureusement placées, qu'il lui était, pour ainsi dire, impossible de sortir de chez elle. Un médecin de l'hôpital Saint-Louis, M. VALLERAND DE LA FOSSE, lui avait, sans aucun succès, donné ses soins depuis l'apparition de ce mal, et les miens ne furent suivis d'une guérison complète qu'au bout de quinze mois. Quatre ans après, elle jouissait encore d'une santé parfaite.

XI.

Un ouvrier sellier, M. VERDIER, Faubourg-Saint-Honoré, n° 8, avait, depuis sept ans, de nombreuses dartres squammeuses orbiculaires répandues sur tout le corps et qui disparurent après quatre mois de traitement.

XII.

Une demoiselle de boutique, chez un confiseur de la rue des Lombards, à Paris, avait, depuis dix ans, à la main gauche, des dartres furfuracées arrondies qui furent guéries dans l'espace de quarante jours.

XIII.

La fille de M. FERREY, employé au théâtre de Versailles, avait, depuis quatre ans, à la suite d'une grande frayeur, tout le corps couvert de dartres crouteuses qui furent guéries dans l'espace de trois mois.

XIV.

La fille de M. LACAZE, portier, Faubourg-du-Temple n° 26, enfant de six ans, avait, depuis sa naissance, les deux jambes couvertes de dartres

squammeuses humides qui furent guéries en cinquante jours.

XV.

Une religieuse , garde-malade de Bon-Secours,
rue Notre-Dame-des-Champs , n° 12 , à Paris ,
était , depuis deux ans , en proie à un prurigo
général (des milliers de petits boutons lui causaient des démangeaisons insupportables). Un célèbre professeur M. RÉCAMIER, lui avait en vain
donné ses soins. Quatre mois suffirent à sa guérison.

XVI.

Trois teigneux , sur lesquels avaient échoué , à
l'hôpital du Hâvre , un grand nombre de traitements (la calotte entre autres), et qu'on avait
abandonnés comme incurables , furent guéris
dans l'espace de cinq mois.

XVII.

La cuisinière de M. PIGNOLET , bibliothécaire
de la bibliothèque Mazarine , avait , depuis douze
ans , la peau des mains , des avant-bras et des
genoux à peu près semblable à la peau d'éléphant.
On l'avait longtemps et vainement traitée à l'hôpital Saint-Louis. Elle avait, en outre, la poitrine
dans un état grave qui offrait des symptômes de
phthisie pulmonaire et d'asthme suffocant.

En sept mois, la peau et la poitrine furent rendues à leur état naturel.

XVIII.

Louis LAUNAY, enfant d'onze ans, demeurant à Nogent-le-Rotrou (Eure-et-Loir), avait, depuis six ans, une teigne muqueuse qui couvrait une partie de la tête de croutes épaisses et lui causait de vives démangeaisons. Plusieurs médecins du pays l'avaient long-temps et inutilement traité. Après une année d'emploi du sulfure de chaux, sa guérison a été parfaite.

XIX.

Un ancien sous-officier de la garde, M. CHESNEAU, avait, depuis cinq ans au moins, toute la poitrine couverte d'une dartre furfuracée qui avait résisté, ainsi que de violentes douleurs nerveuses dans l'épaule gauche, à un grand nombre de bains de vapeurs sulfureuses, pris à l'hôpital Saint-Louis.

Après deux cent cinquante frictions de sulfure de chaux dans les mains, sa dartre avait complètement disparu et ses douleurs nerveuses étaient devenues rares et très légères.

XX.

La cuisinière de M. LACROZE, libraire à

Bruxelles, avait, depuis de longues années, au bras gauche, une large dartre squammeuse humide qui avait résisté à beaucoup de remèdes et qui fut guérie en trois mois.

XXI.

Madame la comtesse d'Ef...., avait, depuis de longues années, une dartre qui, semblable à celle désignée sous le n° X, avait résisté aux remèdes proposés par plusieurs médecins célèbres. Après une année de frictions dans les mains, elle avait totalement disparu.

XXII.

Un capitaine retraité, M. LAMBIN, petite rue Tarane, n° 3, avait des dartres furfuracées sur diverses parties du corps depuis au moins vingt ans, et depuis deux années, à la partie supérieure de la cuisse gauche, un ulcère large comme la paume de la main, à bords inégaux et décollés, et produisant une suppuration abondante et fétide.

Les dartres et l'ulcère n'existaient plus après trois mois de traitement.

XXIII.

Un propriétaire de Vienne, département de l'Isère, M. BOUVIER, tourmenté de dartres depuis plusieurs années, et effrayé de fréquens étourdissements et d'une grande faiblesse des yeux, vit diminuer et disparaître peu à peu tous ces symptômes pendant trois mois de frictions de sulfure de chaux.

XXIV.

Le caissier d'un célèbre pensionnat de Paris, M. GÉRARD, rue Louis-le-Grand, n° 21, fils d'un père dartreux, avait apporté lui-même, en naissant, des signes de ce funeste héritage, et jusqu'à l'âge de quarante ans, il avait toujours eu, quoi qu'on eût pu faire, des dartres squammeuses fixées sur les mains et errantes sur différentes parties du corps.

Il avait, en outre, depuis deux ans, à la plante du pied gauche, un ulcère fistuleux, par lequel s'écoulait une matière sanguinolente tout-à-fait semblable à celle que produit la carie des os. La marche était devenue presque impossible, et M. le professeur MARJOLIN avait laissé entrevoir la nécessité d'une amputation.

Après quinze mois de frictions de sulfure de chaux, les dartres avaient disparu, l'ulcère s'était fermé, et trois années après, la guérison ne s'était point encore démentie.

XXV.

Une femme de vingt-neuf ans Mme THUILEAU, concierge de l'enclos des Montagnes russes, aux

Ternes , près Paris , était aussi née avec des dartres et avait subi en vain, même à l'hôpital Saint-Louis , de longs et nombreux traitemens.

Quand elle commença l'usage du sulfure de chaux , son corps tout entier était en proie à une éruption de pustules successivement remplacées par de larges croûtes qui , en tombant au bout de quelques jours , après d'intolérables déman-geaisons, laissaient à découvert autant d'ulcères rouges et douloureux.

La cuisse gauche surtout n'était tout entière qu'une vaste plaie d'un rouge de feu, à la surface de laquelle on voyait sourdre continuellement des gouttelettes d'une humeur limpide , mais si corrosive , que la malade ne pouvait calmer l'im-pression de brûlure qu'elle lui causait que par l'application, incessamment renouvelée , de lin-ges trempés dans une décoction mucilagineuse froide.

Son traitement a duré deux ans , et sa guéri-son , retardée par deux grossesses , ne fut com-plète qu'après plusieurs alternatives de mieux et de mal.

XXVI.

Un employé supérieur de la préfecture de la Seine M. MIEL , avait , depuis vingt ans , les deux jambes couvertes de dartres squammeuses, contre lesquelles étaient venus échouer les conseils des médecins les plus célèbres de Paris, MM. Alibert, Biet, Marjolin. Quelques mois d'usage du sulfure de chaux avaient rendu beaucoup meilleure qu'elle n'avait été depuis vingt ans la position de ce malade, que je n'ai plus revu, mais qui doit être parfaitement guéri, s'il n'a pas manqué de persévérance.

XXVII.

Mme de Lévaré à Angers, département de Maine-et-Loire, avait vu, depuis huit à neuf ans, à la suite de violens chagrins, tout son corps et même son visage se couvrir successivement de pustules et de croûtes dartreuses, qui l'avaient forcée à se séquestrer du monde ; et qui, pendant tout ce temps, avaient résisté à de nombreux remèdes, et que le sulfure de chaux fit disparaître dans l'espace d'une année.

XXVIII.

Un de nos architectes les plus célèbres M. Lepeyre, architecte de la colonne Vendome, avait, depuis la campagne d'Egypte, le visage couvert de pustules qui disparurent après quelques mois de frictions.

XXIX.

Un ancien inspecteur des mines du Hartz M. l'abbé Beurard, âgé de quatre-vingt-cinq ans, avait, depuis son enfance, presque toujours conservé de petites dartres furfuracées dont le siége le plus ordinaire était aux doigts des mains. Vers la fin de 1830, ses jambes et ses bras se couvrirent presque subitement de larges plaques furfuracées, puis crouteuses, sous lesquelles suintait une humeur abondante qui lui causait d'insupportables démangeaisons et qui produisit, aux jambes surtout, plusieurs ulcérations étendues et profondes.

Après sept mois de frictions dans la paume des mains toutes ces éruptions et ulcérations avaient disparu, et sa santé était encore parfaite trois ans après.

XXX.

Je terminerai ces observations par l'extrait d'une lettre, datée de Varsovie, le 2 juin, et dans laquelle M. le baron GIRARDOT (3), ancien

---

(5) M. le baron Girardot était un des vénérables débris de nos vieilles armées qu'il avait suivies sur nos plus célébres champs de victoire. C'est lui qui, à la fin de la bataille de Craonne, où il avait passé la journée à secourir les blessés, eut la jambe emportée par un boulet, et subit l'amputation sans proférer d'autre cri que celui de *vive l'Empereur* !

Après la chute de l'empire, il se retira à Varsovie avec ses vieux frères d'armes qui l'aimaient comme un père, et il y est mort quelques semaines après la révolution de juillet chez son général le comte Krasinsky.

chirurgien-major des lanciers polonais, me rend
compte de l'emploi du sulfure de chaux, dont je
l'avais prié de faire l'essai dans le traitement de la
plique :

« Cher Collègue,

« Non pour flatter votre amour-propre, mais
« bien pour rendre hommage à la vérité, je vais
« vous faire part des résultats que j'ai obtenus
« par l'emploi de vos frictions.

« J'en ai fait commencer l'usage, le 12 février
« dernier, dans les paumes des mains d'un ou-
« vrier allemand, qui avait une dartre humide
« sur le bras droit et sur la face du même côté.
« Il éprouvait des démangeaisons telles, qu'il ne
« pouvait se livrer ni au travail ni au sommeil.
« Au bout de six semaines de traitement, la ma-
« ladie avait disparu ; le patient avait retrouvé le
« sommeil et recommencé ses travaux.

« Une jolie fille parisienne, ouvrière en mo-
« des, avait un mal tout pareil sur le bras gau-
« che. Elle a été guérie en aussi peu de temps et
« il n'est resté à la peau qu'une couleur lie de
« vin, sans la moindre démangeaison ni la moin-
« dre inégalité.

« Je donne actuellement des soins à huit en-
« fans pauvres, qui, de la tête aux pieds, étaient
« couverts d'éruptions dartreuses, laiteuses,

« humides, squammeuses, etc., qui ne pou-
« vaient dormir et que l'on n'osait toucher
« qu'avec répugnance. Tous vont très-bien, et
« pour être plus sûr du résultat, je les fais, tous
« les jours, frictionner chez moi et devant moi
« par leurs mères, qui viennent d'autant plus
« volontiers, que je joins aux remèdes une dose
« d'aliments qui les indemnise du trajet que je
« leur fais faire.

« Je traite aussi un individu qui, depuis trente
« ans, porte sur la tête une croûte dartreuse
« qui, chaque année, envahit le front, et contre
« l'empiétement de laquelle il a mis en vain à
« contribution toutes les eaux sulfureuses et fu-
« migations connues.

« Depuis bientôt deux mois, le vice a dimi-
« nué d'intensité et ne cause plus de démangeai-
« sons. En un mot, son état, malgré ses doutes
« et les miens, s'améliore chaque jour, et cette
« observation est déjà et sera, j'espère, tout-à-
« fait concluante en faveur de votre procédé.

« Pour la plique, je n'ai encore qu'une ob-
« servation relative à un de nos compatriotes,
» qui était resté comme instituteur chez un sei-
« gneur, habitant les bords d'une rivière où
« cette dégoutante maladie est endémique, et très
« dangereuse si l'on coupe les cheveux sans
« traitement préalable. Ce malade est au deuxiè-

« me mois de l'emploi de vos frictions, et déjà la
« coiffe, formée par un réseau inextricable des
« cheveux, commence à se détacher, et j'espère,
« dans un mois, à l'aide de quelques coups de
« ciseaux, la faire tomber sans le moindre in-
« convénient pour le patient, qui sera débarrassé
« d'un poids d'au moins quatre livres, dont sa
« tête est chargée et dont l'aspect repoussant le
« prive d'une place qui est si nécessaire à son
« existence. »

Je pourrais joindre au témoignage de M. Gi-
RARDOT ceux de plusieurs de mes confrères qui,
fort incrédules et fort décourageants dans l'origine de mes communications sur le traitement
des maladies de la peau, ont fini par en vérifier
l'exactitude et par l'adopter exclusivement.

Il suffira de rappeler et de noter ici que M. le
professeur RÉCAMIER, en 1830, communiqua à
ses élèves de clinique de l'Hôtel-Dieu de Paris
des résultats pareils aux miens, et qu'il avait
obtenus dans sa pratique, en suivant, à ma prière,
les indications que je lui avais soumises.

J'ai pris parmi plus de cinq cents les observations que je viens de citer. La description d'un
plus grand nombre de faits, semblables pour le
résultat, n'ajouterait rien à l'intérêt qui s'atta-
chera, j'espère, à un mode de traitement presque
toujours efficace, toujours d'ailleurs sans incon-

vénients et plus simple que la plupart de ceux qui ont, jusqu'à ce jour, obtenu le plus de faveur.

Personne, assurément, ne contestera la simplicité, la facilité d'un remède qui n'oblige un malade qu'à se frotter doucement les mains, pendant dix minutes matin et soir, avec un peu de pommade.

Jamais, je ne dirai pas le moindre accident, mais pas même un inconvénient notable n'a pu en faire redouter l'emploi.

Néanmoins, le croira-t-on, j'ai vu des gens dévorés de maladies dartreuses, quelques-uns hideusement défigurés, ayant pendant de longues années essayé tous les moyens connus et usé la patience de tous les médecins, réduits enfin à garder leur mal sans espoir de guérison et se refuser ou à commencer, ou à continuer mon remède ; les uns sous le prétexte qu'il n'agissait pas assez vite ; les autres parce qu'il était trop simple pour être bon, et qu'il était ridicule de prétendre guérir, en se frottant les mains, un mal aux pieds ou à la tête ; d'autres enfin, parce qu'ils ne pouvaient supporter l'ennui de dix minutes de frictions répétées tous les jours, et chaque jour deux fois.

Si le remède avait été de ceux que l'on avale, et surtout s'il avait été purgatif, on n'aurait pas trouvé la moindre objection contre lui ; comme si la digestion n'était pas une fonction assez importante pour être respectée ! comme si l'estomac n'avait pas assez à faire de digérer presque constamment les innombrables substances alimentaires dont nous nous plaisons à le surcharger !

J'ai vu d'autres malades (ceux-là du moins étaient excusables) qui, surpris dès le commencement du traitement, par une augmentation considérable de leurs éruptions, ou, plus tard, fatigués d'alternatives répétées de mieux et de mal qui les faisaient passer tour à tour du bonheur au désespoir, étaient tout près de perdre courage; mais comme l'expérience m'avait appris à les prévenir de ces vicissitudes et à leur prédire, presque à coup sûr, que l'augmentation du mal, au commencement du traitement, était un signe de l'action expulsive du remède et d'une guérison certaine, et que chaque récidive serait moins forte que la précédente jusqu'à la disparition totale des [symptômes; ceux-là ne se découragèrent jamais complètement, tant que je fus près d'eux pour les aider de ma persévérance, et leur guérison en fut le prix.

Je citerai, à cet égard, un exemple très-remarquable :

M. Garnier, supérieur général du séminaire Saint-Sulpice, livré depuis de longues années à de hautes études et à la vie la plus sédentaire, éprouva, vers l'année 1815, des démangeaisons qui ne tardèrent pas à troubler gravement sa santé.

Pendant quinze ans, de savans médecins MM. ALIBERT, RÉCAMIER, BOYER, CIVIALE, etc. s'efforcèrent en vain de le débarrasser d'une infirmité qui, loin de diminuer, s'était, depuis environ deux ans, augmentée de douleurs vives et fréquentes de la vessie, que l'on attribua, les uns à des calculs ; les autres à des vaisseaux variqueux ; ceux-ci à une affection catarrhale ; ceux-là à une irritation nerveuse; et un seul M. RÉCAMIER, à la même cause qui produisait les dartres.

Fatigué de quinze années de souffrances et de l'inéfficacité de tous les moyens dont il avait usé; rempli d'ailleurs de résignation et persuadé que, dans un âge avancé, la mort seule pouvait guérir des maux aussi rebelles, il avait résolu de cesser toute espèce de traitement.

Ce ne fut donc qu'avec beaucoup de peine qu'on le détermina aux frictions de sulfure de chaux, vers le commencement de 1830, et ce fut avec bien plus de peine encore que je parvins à les lui faire continuer jusqu'au mois de juin 1831.

Une augmentation considérable de ses démangeaisons s'était manifestée dès le commencement du traitement que, par ce motif et sans de vives instances, il aurait abandonné immédiatement.

Dans l'espace d'une année, il éprouva ainsi plusieurs accès, mais dont les intervalles, de plus en plus longs, étaient notablement marqués par une amélioration manifeste de la santé générale.

Le malade convenait, dans ces intervalles, qu'il n'avait point été aussi bien et aussi long-temps bien depuis plusieurs années, et pourtant, chaque récidive, quoique prévue, le ramenait toujours à son découragement et à son manque de foi dans les ressources de la médecine.

La chaleur de conviction avec laquelle, certain de sa guérison, je soutenais sa persévérance, et le désir peut-être de se montrer reconnaissant de mon zèle, le firent continuer avec résignation tant que je fus près de lui; mais à peine eus-je quitté Paris, que, malgré les instantes prières que je lui avais faites en partant, il ne put, au premier retour de ses douleurs, résister seul à son idée fixe d'incurabilité, et il abandonna totalement sa maladie à elle-même.

Pour moi, qui sur plus de six cents malades traités de la même manière, n'en ai trouvé que deux sur qui le sulfure de chaux, ainsi adminis-tré, n'ait manifesté aucune action favorable, j'ai le droit d'être convaincu de l'efficacité de ce mé-

dicament, et c'est désormais un devoir , je pense,
de lui donner la plus grande publicité possible.
(1)

—

Le terme moyen de la durée de ce traitement
est de six à huit mois.

Quelques guérisons n'ont été parfaites qu'au
bout de deux ans.

Quelques unes l'ont été au bout de quinze
jours.

Deux ou trois mois suffisent dans un grand
nombre de cas.

Du reste , la guérison se fait généralement
d'autant plus attendre , que la maladie est plus
ancienne.

Des enfans à la mamelle , des vieillards de
quatre-vingts ans et plus , des femmes enceintes ,
des individus atteints d'autres maladies chroniques graves y ont été soumis avec le même succès
et toujours sans inconveniens relatifs à leur position.

En général , tous les individus, dont la santé,

---

(1) Les deux cas dont il est question ici étaient des dartres
pustuleuses à la face et c'est toujours là que les exceptions se
sont manifestées depuis. On pourrait croire que le contact de l'air
modifie la maladie, de manière à la soustraire à l'action du sulfure.
On pourrait essayer alors, (*quoique ce soit peu facile*), de
couvrir le visage d'un masque exactement appliqué. (1848.)

outre leur éruption , était plus ou moins altérée, ont été doublement guéris pendant l'emploi du sulfure de chaux.

Les récidives sont extrêmement rares. Je n'en ai rencontré que trois exemples et j'en ai cité un sous le n° VIII.

Il est évident , d'après tous ces faits , que le sulfure de chaux, administré comme je l'indique, joint encore à ses autres avantages celui de né-cessiter , moins fréquemment et moins impérieu-sement que tout autre remède , l'intervention du médecin.

Nota. Depuis longtemps j'ai renoncé à faire préparer d'avance en pommade le sulfure de chaux; il s'altère trop vite sous cette forme. Por-phirisé avec soin , de manière à ne pas présenter d'aspérités sous le frottement , il se conserve bien dans unbocal exactement fermé et mis à l'a-bri de l'humidité.

On verse , matin et soir , dans le creux de la main , gros comme une noisette de cette poudre. On y ajoute quelques gouttes d'huile d'olives et , avec cette pommade ainsi préparée à chaque fois, on se frotte doucement les mains l'une contre l'autre pendant un quart d'heure , puis on les essuie, à sec, avec du son , de la mie de pain , de la sciure de bois, ou de la pâte d'amandes. (1848).

La dose de sulfure peut même varier sans inconvénients, car, quelque quantité qu'on en
puisse mettre dans la paume de la main, dix
minutes de friction n'en feront jamais absorber
qu'une portion toujours bien inférieure à celle
qui pourrait déterminer quelque trouble dans
l'économie.

Néanmoins, plusieurs circonstances peuvent
rendre la présence du médecin, sinon indispensable, du moins fort utile.

En effet, quelques maladies de la peau affec-
tent tellement cet organe ; il s'y manifeste souvent des désordres si graves, des inflammations
si douloureuses, des ulcérations si profondes ;
certains organes importants à la vie en sont par
fois si dangereusement atteints, qu'elles deman-
dent alors un traitement particulier, sans lequel
le remède principal serait plus difficilement efficace.

Un médecin éclairé peut seul alors remédier
à de pareils accidens ou en prévenir le développement.

Il peut seul aussi déterminer les cas dans lesquels la suspension du traitement peut être nécessaire et ceux pour lesquels divers accessoires

peuvent concourir à son succès, tels que des bains de différentes natures , l'administration interne et externe de substances adoucissantes , narcotiques , etc.

Des bains d'eau simple , un ou deux par semaine , à une température modérée sont , à part quelques circonstances extraordinaires , le seul accessoire que j'aie employé.

Quelquefois , à la suite d'un long usage du sulfure de chaux et lorsque l'éruption me semblait avoir pris un caractère d'irritation chronique purement locale, j'ai fait avec succès appliquer sur le mal lui-même, à la dose d'un demi-gros par jour , du cérat dans lequel j'avais fait mélanger , par chaque once, dix grains de nitrate ou un demi-gros de protochlorure de mercure.

D'autres fois , lorsque les maladies de la peau m'ont paru avoir pour cause primitive ou immédiate des affections syphilitiques , j'ai toujours employé avec succès et toujours aussi sans le moindre inconvénient, le protochlorure de mercure , à la dose d'un grain matin et soir , en frictions pendant une minute , dans la bouche avec le bout du doigt, à la partie interne des joues.

Ce mode d'administration , conseillé pour la première fois, je crois , par le docteur CLARK , réalise , pour ceux qui ont de la persévérance , tous les avantages que l'on cherche dans l'usage du mercure, sans offrir aucun des inconvénients qui justifient l'espèce de terreur si légitimement attachée à son emploi.

Quant au régime, à l'hygiène en général, je n'ai jamais trouvé, pour les maladies de la peau, la nécessité de prescriptions particulières. Mes conseils sur ce point se sont toujours bornés à rappeler à chacun, comme pour toutes les circonstances ordinaires de la vie, l'utilité d'habitudes actives et tempérantes, sans lesquelles il est ridicule de prétendre à de longs jours et à une santé parfaite.

A des faits multipliés, observés long-temps avec attention et produisant constamment des résultats semblables, il est naturel et sans inconvénient de rattacher, s'il est possible, une théorie qui puisse les expliquer d'une manière satisfaisante.

Il est évident que le sulfure de chaux, mis en contact avec la paume des mains au moyen d'une légère friction, pénètre dans l'intérieur du corps par les vaisseaux absorbants dont l'ouverture extérieure contribue à la formation des pores de la peau.

Il est évident encore que ce sulfure, dont l'odeur est presque nulle quand il est bien préparé et parfaitement sec, trouve, aussitôt qu'il est absorbé , parmi les substances avec lesquelles il circule , quelques unes qui ont, celle-ci pour la chaux , celle-là pour le soufre , plus d'affinité que ces deux corps n'en ont l'un pour l'autre.

Il est évident qu'alors ils se séparent pour former des combinaisons nouvelles , dont l'une , le gaz sulfureux , sort presque immédiatement , comme l'a aussi remarqué M. le professeur RÉCAMIER , par toute la surface de la peau.

Afin de constater les différents phénomènes qui se passent pendant cette médication , je m'étais proposé une série d'expériences dont les résultats auraient pu être intéressants pour la science, mais que j'abandonnai, à peine ébauchés, pour des intérêts de famille , auxquels je crus devoir sacrifier alors le séjour de Paris , ma profession et mes études.

Sans ce changement de position , j'aurais certainement aujourd'hui des résultats nombreux à publier sur le traitement de la plique et des diverses lèpres qui sont encore considérées comme incurables dans la plus grande partie du globe , et contre lesquelles je suis persuadé que le sulfure de chaux ne serait pas moins efficace que dans nos climats.

Analyser le sang , la lymphe , la salive , les urines et la matière des éruptions d'un grand nombre d'individus atteints de maladies de peau;

Partager en différens groupes ces analyses, suivant la nature de la maladie, l'âge des malades ou les circonstances particulières qui auraient pu se rencontrer ;

Renouveler les expériences à différentes époques du traitement ;

Y soumettre de même des individus qui n'auraient jamais été atteints d'affections cutanées ;

Comparer ensemble tous ces résultats, prendre pour base les fluides à l'état sain, constater ce qu'ils ont en plus ou en moins à l'état malade ; observer les modifications que le sulfure de chaux leur fait subir ; suivre, autant que possible, cette substance dans sa décomposition et dans ses combinaisons nouvelles et prendre pour dernier terme de comparaison les individus guéris ;

Telles étaient les différentes questions que je m'étais posées.

A défaut de leur solution, voici comment je m'expliquais la formation des maladies de la peau et l'action du remède.

Une mauvaise alimentation trop prolongée, l'extrême malpropreté, des travaux de cabinet trop assidus, des contentions d'esprit trop grandes, des chagrins violens, la frayeur (*cela tourne le sang* : expression proverbiale fondée sur l'expérience), un trouble dans la sécrétion du lait des nourrices, la gale, la syphilis, les scrophu-

les et peut-être aussi un vice spécifique , un vi-
rus dartreux , produisent un changement dans la
composition des matériaux nécessaires à la vie et
les rendent propres à développer les différentes
éruptions chroniques de la peau.

Ces causes agissent-elles en supprimant quelqu'une des substances qui concourent à la formation et à l'entretien de nos organes , ou bien en y
ajoutant quelques matériaux étrangers?

N'agissent-elles qu'en rompant l'équilibre de
ces substances ; en augmentant ou en diminuant
la quantité ou les qualités , l'état normal enfin
d'une ou de plusieurs d'entre elles ?

Si ces questions peuvent être résolues , ce ne
peut être que par le résultat des expériences que
je viens d'indiquer.

Mais dans l'une ou l'autre hypothèse , il est
certain que le sulfure de chaux rétablit l'équilibre
rompu, soit en se combinant à la substance étran-
gère ou en excès et en la neutralisant , soit en re-
nouvelant celle dont l'absence nuit à la régularité
des fonctions, et toutefois en détruisant la cause
irritante qui enflamme et désorganise la peau et
quelquefois les membranes muqueuses.

Jamais le sulfure de chaux, ainsi employé, ne
cause de ces déplacements , de ces rentrées de
matière ou d'irritation dartreuse , dont on a vu
tant d'exemples fâcheux sous l'influence de mé-

dicaments introduits dans l'estomac ou appliqués immédiatement sur le mal.

Il entretient presque toujours, au contraire, jusqu'à la destruction de la cause du mal, une sorte de fluxion à la peau qui garantit ou débarrasse les organes internes, et cette fluxion est très probablement produite et entretenue par l'évaporation continuelle de gaz sulfureux résultant de la décomposition évidente du sulfure.

Ce gaz entraîne-t-il avec lui le principe de la maladie ?

Tout le soufre introduit dans la circulation en sort-il de la même manière?

Tout le sulfure est-il décomposé ?

Que devient la chaux?

Il y aurait probablement à trouver dans ces recherches quelques faits de chimie animale et de physiologie curieux et profitables à la science, mais dans l'impossibilité où je suis de continuer et de compléter ces travaux si intéressants et si regrettables, je ne devais pas, du moins, différer davantage la publication de faits susceptibles d'une utilité et d'une application générales et immédiates.

Je termine donc, en répétant, qu'avec de la persévérance, le sulfure de chaux en frictions sur une partie saine, dans la paume des mains, par exemple, guérit sûrement toutes les maladies chroniques éruptives de la peau.

Les circonstances dans lesquelles ce médicament se montre inefficace sont extrêmement rares.

Mais la vaccine elle-même n'a-t-elle pas ses exceptions ?

FIN.

Nota. Il importe de prévenir ici que, quelque simple que soit la prépartion du sulfure de chaux, il arrive souvent que dans le commerce de drogueries, commerce à la pureté duquel ne nuisent, pas moins qu'aux autres, les nécessités de la concurrence, on trouve beaucoup trop de ce sulfure très-mal préparé et avec lequel on n'obtient point les résultats attendus.

J'ai souvent vérifié l'exactitude de cette assertion.

Dernièrement encore une jeune orpheline soumise, depuis bientôt un an, dans ma maison, à l'emploi du sulfure de chaux, pour une ulcération des ailes du nez et une tuméfaction de la lèvre supérieure , maux dont le caractère est essentiellement scrophuleux , avait éprouvé d'abord une amélioration marquée; mais, (un flacon de sulfure ayant été, par commission, pris je ne sais où), pendant trois mois la maladie resta absolument stationnaire.

Persuadé, par une vieille expérience, qu'après un commencement d'amélioration aussi prononcé, il n'y a jamais d'état stationnaire prolongé, je pris moi-même, à Paris, à la fin d'octobre 1848, du sulfure dans une de ces vieilles et respectables pharmacies , celle de M. CAVENTOU, où le savoir d'un digne maître préside consciencieusement à toutes choses. Huit jours après l'emploi de ce sulfure l'amélioration avait déjà notoirement repris sa marche , et aujourc'hui, (janvier 1849), la guérison est presque complète.

FIN

TABLE.

OUVRAGES DU MÊME AUTEUR.

Considérations générales sur les inflammations des poumons. in-4° Paris. DIDOT. 1822.

Association d'assurance mutuelle contre l'incendie. in-8° Arras. TIERNY. 1832.

Notice sur la vie et les écrits du professeur VAIDY médecin principal des armées. in-8° Saint-Calais, PELTIER. 1839.

De l'Association appliquée aux communes rurales. in-8° Le Mans, Monnoyer. 1842.

De l'organisation d'un service médical pour les pauvres des campagnes. in-18. Paris. Librairie Sociétaire. 1845.

Monseigneur L'Évêque du Mans et le Phalanstère. in-8° St.-Calais. PELTIER-VOISIN. 1846, et Paris Librairie Sociétaire rue de Beaune, n° 2.

Asile rural d'enfants trouvés. 1 vol. in-12. Soissons; Fossé-Darcosse. 1848 et Paris, Librairie Sociétaire, rue de Beaune, 2.

www.ingramcontent.com/pod-product-compliance
Ingram Content Group UK Ltd.
Pitfield, Milton Keynes, MK11 3LW, UK
UKHW020337180726
13839UKWH00002B/762